Silvia Buffagni (Esperide Ananas),
SPIRALI DI ENERGIA, l'antica arte della Selfica

Foto: Gianluca Scolaro, Esperide Ananas

Progetto grafico: Gambero Finocchio Selvatico

ISBN 9788890863721

Devodama srl, Vidracco (TO), Italy

Esperide Ananas

Spirali di Energia

L'antica arte della Selfica

A Falco

Presentazione

In questo libro, Esperide Ananas racconta le proprie esperienze con la Selfica e introduce molti altri ricercatori, damanhuriani e non, che nel tempo hanno consolidato un forte rapporto con queste particolari strutture energetiche-intelligenti, a cominciare naturalmente da Falco, ispiratore della federazione di comunità di Damanhur, che ha presentato la Selfica alla metà degli anni Settanta.

Si tratta di esperienze di ricerca spesso svolte con apparecchiature selfiche notevolmente complesse, che si collocano accanto alle self di uso quotidiano, come quelle che sono a disposizione di tutti presso il laboratorio Selet di Damanhur Crea.

Qualche secolo fa, un volume come questo avrebbe rappresentato una veloce scorciatoia verso il rogo. Fino a pochi anni fa, sarebbe stato un motivo di dileggio verso autrice e persone narranti, in nome del buonsenso comune che – indipendentemente da ciò che si pensasse davvero – voleva che esperienze legate alla sensibilità e alla sensitività fossero bollate come superstizioni. Ma i tempi cambiano e oggi che parlare dell'universo come di energia plasmata dal pensiero non è più così strano, anche esperienze "di confine" come quelle raccontate in questo libro trovano spazio e attenzione.

La Fisica quantistica apre visioni del tempo e dello spazio non più solo meccanicistiche; la scienza medica certifica attraverso la psiconeuroendocrinologia che il pensiero positivo migliora e allunga la vita; figure di ricercatori multidisciplinari, a cavallo fra la scienza, la filosofia e la poesia, tracciano itinerari di esplorazione della vita.

In questo filone si inserisce la Selfica, presentando una disciplina che, a partire da un oggetto fisico a due o a tre dimensioni – bracciali in rame, installazioni più grandi, quadri di misure diverse

– permette allo stesso oggetto di diventare la sede di un'intelligenza puramente energetica, che scambia informazioni con la persona che ne è proprietaria. In questo senso le self e i quadri selfici possono essere considerati oggetti vivi, che scambiano energia con i loro possessori, energia finalizzata al benessere della persona, al suo equilibrio, alla sua rigenerazione.

La Selfica è una disciplina di ricerca che parte da conoscenze antiche, recuperate nei meandri del tempo, negli immaginari scaffali delle biblioteche che raccolgono i saperi di tutta l'umanità, e le unisce a una paziente sperimentazione. Per oltre quarant'anni Falco in primis e poi tanti damanhuriani hanno portato avanti questa ricerca, alcuni come artefici diretti della realizzazione dei vari modelli di self, altri come semplici sperimentatori, usando le self nella vita quotidiana. Come per ogni disciplina a Damanhur, la sperimentazione nel campo della Selfica viene sempre compiuta sul campo, "in presa diretta", perché l'obiettivo non è il riempire tabulati di dati e numeri – che sarebbe impossibile in campi basati sull'empatia diretta tra persona e fenomeno – bensì lo scoprire le potenzialità e il limite di ognuno, e poi spostarlo un po' più in là. Per questo il libro racconta esperienze, sensazioni e scoperte che descrivono il rapporto tra umani e self.

Chi ama la fantascienza puo immaginare il collegamento tra l'oggetto fisico e le intelligenze energetiche che lo "abitano" come il benefico atterraggio di una specie extraterrestre, di intelligenze che arrivano da una dimensione "altra" rispetto alla nostra. Più semplicemente, è una delle manifestazioni dell'ecosistema spirituale del nostro mondo, nel quale convivono tanti esseri che hanno coscienza e autoconsapevolezza pur in assenza di veicolo fisico: dai Deva che abitano nella natura, alle grandi forze stellari, dagli aiutatori invisibili a tutte quelle grandi e piccole forze che la sensibilità umana ha identificato e la fantasia ha descritto secondo miti e tradizioni diverse.

Quando vennero sviluppati i primi modelli di self, lo spirito con il quale damanhuriani e amici li acquistavano era soprattutto riuscire attraverso un metodo naturale, non invasivo, a stare meglio, con un migliore bilanciamento delle proprie energie e una migliore difesa dagli agenti esterni.

Nel tempo il rapporto con le self si è modificato; le self continuano a riversare i loro benefici su chi le porta, ma l'esperienza fondamentale per molti è la creazione di uno spazio vivo che rappresenta un allargamento di sé e della propria consapevolezza. È un nuovo ecosistema, un habitat naturale nel quale interagiscono la persona stessa e le self delle quali si è nel tempo circondata, dai bracciali ai gioielli fino ai quadri. In questa direzione, la ricerca è ampia e aperta più che mai...

Stambecco Pesco

Introduzione dell'Autrice

Questo volume raccoglie le esperienze personali mie e delle persone che via via raccontano le loro storie; sono episodi di ricerca soggettiva e non pretendono di ergersi a verità assolute.

Inizialmente scrivere di Selfica mi sembrava un'impresa al di là delle mie capacità, ma grazie al contributo di tutti, credo che questo libro possa essere utile per comprendere meglio uno degli aspetti più affascinanti della ricerca damanhuriana. Che, come ogni percorso di ricerca a Damanhur, è sempre condiviso, perché l'unicità di ciascuno rende i risultati più profondi e di maggior valore.

La Selfica è stata introdotta a Damanhur attraverso gli studi di Falco e all'inizio del testo la trascrizione di un'intervista con lui realizzata nella primavera del 2012 introduce alla comprensione di cosa siano le intelligenze selfiche. Nelle pagine successive si raccontano, completate da principi di filosofia damanhuriana che le rendono comprensibili, le avventure di molti damanhuriani nella ricerca di un canale di comunicazione chiaro e costante con queste "energie intelligenti", forze di confine che negli anni molti di noi a Damanhur hanno cominciato a conoscere.

In tanti anni di sperimentazione insieme agli altri, ci sono stati momenti profondamente emozionanti, e periodi in cui mi sembrava invece di essere un po' "appannata", ed erano necessari una nuova centratura e un riordino interiore per poter raggiungere un livello successivo. Le aperture di comprensione che le self hanno regalato a me e ai miei compagni e compagne ricercatori hanno trasformato profondamente la nostra vita, aprendoci poco a poco a una diversa e più articolata comprensione della realtà, in un viaggio continuo di espansione del cuore e della mente. Di questo, sono profondame nte riconoscente a Damanhur, e spero che questo libro possa ispirare altri a lanciarsi, con allegria e amore, nell'avventura più entusiasmante che esista: quella di cercare il proprio posto nell'universo e con altri partecipare al risveglio dell'essere umano, come principio divino, materiale e spirituale. Questo è il momento.

Damanhur offre strumenti adatti a tutti: nella nostra scuola filosofica si addestrano le persone a diventare "medium lucidi" di se stessi, delle proprie personalità, di intelligenze e Forze di diverso livello. Questo significa imparare ad essere presenti nel tempo lineare a cui si partecipa, e con una parte di sé riuscire a muoversi al di là dei soliti rapporti di causa/effetto, conquistando un metodo per "sentire" la realtà in maniera più allargata. Le self, in questo, si sono rivelate insegnanti eccezionali, amorevoli, infaticabili e con un bel senso dell'umorismo! Probabilmente, quest'ultimo, è un ingrediente indispensabile per collaborare con una specie spesso pigra, abitudinaria e anche un po' arrogante come quella umana...

Le sperimentazioni con le self ci invitano ad accogliere nuove esperienze e nuove logiche senza giudicare – e nello stesso tempo senza esaltarsi come se si avesse capito tutto. Ogni esperienza porta sempre più domande, meno certezze e nuovo desiderio di altre esplorazioni. E poi ci sono comunque le mille attività quotidiane che sono preziosissime per mantenere un sano senso di appartenenza al mondo, anche quando parti di noi partecipano ad esplorazioni galattiche.

La vita a Damanhur è costellata di esperienze fuori dal normale, la nostra mente è sempre sollecitata ad accogliere nuove possibilità, nuove comprensioni di ogni aspetto della vita, al di là delle apparenze, e nello stesso tempo siamo persone con i piedi per terra, capaci di conciliare fantascienza e ricerca con le relazioni personali, i figli, il lavoro, lo studio, l'agricoltura... ricordandoci sempre che le nostre conquiste spirituali sono strumenti per trasformare la realtà materiale, da mettere al servizio degli altri verso il Risveglio dell'Umanità.

Prima parte

LA SELFICA "CLASSICA"

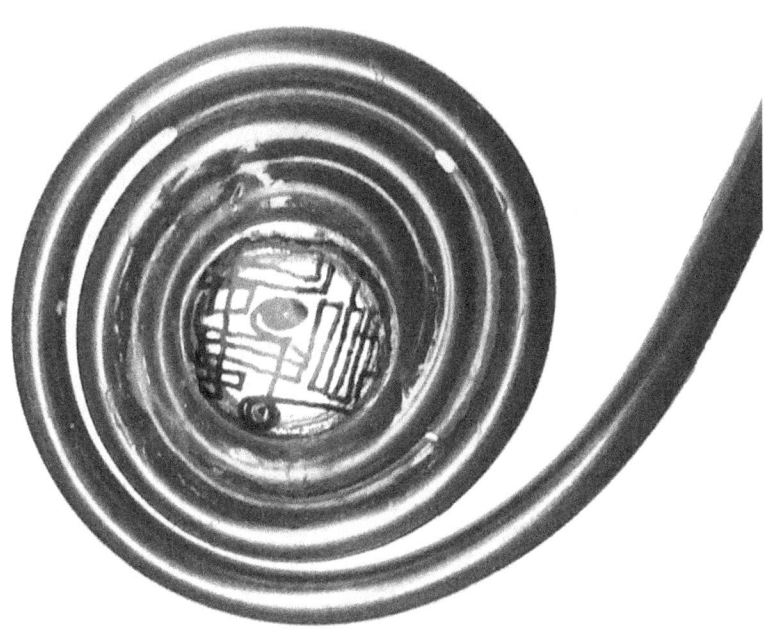

...era una piccola struttura di rame spiraleggiante... sembrava una scultura... per quanto semplice, aveva armonia nelle proporzioni e le spire, che si stringevano orizzontalmente fino a creare una punta di un solo filo di rame, sembravano indicare una direzione...

Il primo incontro

La prima volta che vidi una "self", ne fui profondamente colpita. Era una piccola struttura di rame spiraleggiante, piazzata su uno scaffale in mezzo a libri, medaglioni e una congerie di altri oggetti, ma per me spiccava come se ci fosse una luce accesa solo su di lei. Il cartellino diceva che si trattava di un "equilibratore d'ambiente", costruito per mantenere l'atmosfera di uno spazio sempre "pulita" dal punto di vista energetico, convogliando all'esterno eventuali tracce di disarmonia, in modo da essere trasformate e dissolte dalla natura. Sembrava una scultura; per quanto semplice, aveva armonia nelle proporzioni e le spire, che si stringevano orizzontalmente fino a creare una punta di un solo filo di rame, sembravano davvero creare una direzione. Quella che, immaginavo, doveva invitare i pensieri stantii ad uscire dalla porta...

Era il 1991, la mia prima visita a Damanhur.

Arrivavo da Milano, ero una libera professionista e la mia realtà quotidiana era lontanissima da quella di una valle delle prealpi piemontesi. Ero stata attratta da un depliant e dai discorsi di un amico che ci era già stato, ma pensavo di dedicare a Damanhur solo un paio d'ore del mio tempo... un paio d'ore che adesso sono diventate oltre vent'anni.

Si arrivava in un parcheggio non asfaltato e non c'era quasi nulla, a parte tanti alberi, le colonne verso il cielo del Tempio Aperto, una spirale di sassi e piccoli altari dedicati agli elementi, semplici ma accattivanti, tanto da sembrare usciti da un libro di fate. Le persone erano rilassate, sorridenti e abbigliate in un modo che mi sembrava insolito. Molti avevano abiti di tessuti fatti a mano e indossavano gioielli e ornamenti particolari, spesso in rame, con forme a spirale simili a quelle dell'oggetto che aveva così attirato la mia attenzione. Un po' a metà tra "Il Signore degli Anelli" e una civiltà antica che non mi riusciva di identificare. (O forse una civiltà del futuro? Chissà se la regista di "La Belle Verte" [1] si è ispirata a Damanhur. Se a quel tempo il film fosse già esistito forse avrei collocato i damanhuriani in un'avanzatissima civiltà galattica.)

All'epoca, i Templi dell'Umanità erano un segreto [2], la comunità si presentava come un centro spirituale basato sulle medicine naturali e sull'ecologia, quella della natura, del pensiero e delle energie. Per Damanhur, quelli erano anni di forte caratterizzazio-

1. Nel 1996, la regista e attrice francese Coline Serreau girò il film "La Belle Verte" (uscito in Italia con il titolo "Il pianeta verde"). Su un pianeta lontano e sconosciuto ai terrestri, gli umani vivono in armonia con se stessi e con la natura. Dopo essere passati attraverso l'era industriale, e averne sperimentato la barbarie, hanno preferito abbattere gerarchie, industrie e tutto ciò che rappresentava l'epoca dello sfruttamento degli altri e del pianeta. Una di loro sceglie di andare in missione sulla Terra...

16

2. Per sedici anni dopo l'inizio degli scavi nell'estate del 1978, il progetto dei Templi dell'Umanità rimase un segreto conosciuto solo agli artisti, artigiani e muratori damanhuriani impegnati direttamente nella costruzione. L'opera, benché si trovasse in un terreno di proprietà di Damanhur, non era autorizzata perché in Piemonte non c'erano leggi che regolamentassero costruzioni sotterranee, né autorità a cui poter chiedere il permesso.
Nel 1992, una lettera anonima che affermava l'esistenza di Templi nascosti fu inviata da un ex membro di Damanhur alla stazione locale dei Carabinieri. Armati e accompagnati da artificieri, i Carabinieri arrivarono nella casa che dava accesso ai Templi, il 3 luglio 1992 alle sette del mattino. Oberto Airaudi, il fondatore di Damanhur, e Cormorano Sicomoro, avvocato della Federazione, condussero all'interno della costruzione il Procuratore di Ivrea e tre ufficiali dei Carabinieri. Un quarto li seguì all'interno con una telecamera per riprendere la visita. Un'ora più tardi, gli uomini che uscirono dalla montagna erano profondamente commossi e toccati dalla bellezza di cui erano stati i primi testimoni esterni. Il 9 ottobre 1992 Damanhur tenne la sua prima conferenza stampa per annunciare l'esistenza dei Templi dell'Umanità e la sera dopo immagini del Tempio vennero trasmesse in esclusiva su un canale televisivo nazionale. Nel giugno del 1996 l'esistenza dei Templi venne legalizzato.

Tratto da: "I Templi dell'Umanità" di Esperide Ananas, Val Ra Damanhur 2006.

ne culturale e ricerca di uno stile di vita naturale in tutto, in contrapposizione con le mode di quello che allora era davvero un mondo molto, molto "esterno".

Un modello di Arcadia infuso di spiritualità eclettica e sincretista? Non si capiva bene a quei tempi. La profondità del messaggio di Damanhur, senza la bellezza dei Templi, era solo per chi già riusciva a sentire oltre i veli della realtà ordinaria.

Per fortuna per me, già pronta a rientrare in città senza dare a Damanhur un altro sguardo, c'erano le "self". Mi incuriosivano perché erano un elemento incongruo in quel luogo perso tra le montagne di una valle che allora nessuno conosceva, un tocco di fantascienza che rendeva Damanhur molto affascinante. E non mi permetteva di metterla nella scatolina di "comunità ecologica", modello che in quegli anni non trovavo per nulla attraente.

Così comprai quell'equilibratore d'ambiente per la mia casa e un bracciale in oro da indossare per "armonizzare l'aura". La funzione mi sembrava abbastanza interessante, ma soprattutto il gioiello era bellissimo, le spire in oro gli davano uno stile caratteristico che non avevo mai visto eppure mi sembrava familiare. E se lo facevo saltellare tra le dita produceva un tintinnio perfetto, come fosse un campanellino.

Mi venne spiegato che quelli non erano semplici oggetti, ma strumenti in grado di catalizzare energie e svolgere una funzione specifica, determinata da forma, quantità e ampiezza delle spire. Anche i materiali con cui le self erano costruite giocavano una parte importante, perché ogni metallo ha la sua conduttività che determina quale struttura deve essere creata.

In una parte di me tutto questo risuonava non solo possibile, ma anche come qualcosa di familiare, di conosciuto. Metalli che potevano diventare "vivi" tanto da essere supporto per intelligenze che normalmente non potrebbero interagire con il nostro spazio-tempo... e proprio per questo capaci di agire sul confine delle leggi della Fisica e rendere possibili sperimentazioni che univano mente, sensibilità e tecnologia. Strutture e macchine vive? Era evidente che l'idea stessa di tecnologia a Damanhur era molto diversa dalla concezione corrente di quegli anni.

Oggi, pian piano le teorie più recenti si stanno avvicinando alla cornice teorico/pratica offerta dalla Fisica Spirituale damanhuriana, la disciplina che ricerca le leggi dell'universo e del tempo sposandole con i significati dell'esistenza umana nelle forme. Leggendo i trattati più recenti di Fisica e Cosmologia, sembra a tratti di trovarsi davanti a testi mistici e le recenti scoperte scientifiche stanno portando gradualmente a una trasformazione del paradigma dominante.

Ottimisti per convinzione e scelta, noi damanhuriani ci auguriamo che si affermi presto una generazione di scienziati non più limitati da pregiudizi religiosi o materialistici, che possano condurre le ricerche con una visione olistica, e quindi sostenibile, dell'essere umano e del suo rapporto con l'universo. All'inizio degli anni Novanta, però, nel vocabolario corrente non c'erano nemmeno i termini di Fisica Quantistica tanto comuni oggi.

Chiesi ad alcuni damanhuriani come fossero arrivati a questi sviluppi, e alla Selfica in particolare. Mi risposero che le basi di questa disciplina erano parte dei ricordi del fondatore di Damanhur, Oberto Airaudi - Falco[3]. Negli anni altri ricercatori damanhuriani lo avevano affiancato per continuare le ricerche nel campo delle energie abbinate all'uso dei metalli. Mi dissero che la Selfica è un'antica arte che crea strutture basate su una precisa matematica, in grado di collegarsi a energie specializzate e intelligenti, per interagire con le persone e l'ambiente per il benessere psico-fisico, la ricerca interiore, le memorie profonde...

3. Oberto Airaudi (1950-2013) è la Guida Spirituale di Damanhur e in accordo con la tradizione della Comunità di adottare nomi di animale, veniva chiamato anche con il nome di Falco.
Falco è stato filosofo, guaritore, scrittore e artista, particolarmente attivo nell'ambito della ricerca terapeutica e delle nuove scienze.

Autore tradotto in molte lingue, pubblica il suo primo libro a sedici anni, al quale fanno seguito testi filosofici, poetici ed esoterici, tutti volti a stimolare nel lettore aperture spirituali e profondi interrogativi sul significato della realtà. Sin dall'infanzia Oberto manifesta una precisa visione spirituale e capacità di guarigione che, da subito, s'impegna a sviluppare attraverso una costante sperimentazione al di fuori delle istituzioni accademiche classiche. La sua crescita spirituale e personale prosegue negli anni attraverso lo studio, i viaggi di ricerca, il risveglio delle memorie, lo sviluppo delle capacità artistiche e la riscoperta di antiche conoscenze.

Nel 1975, per presentare in pubblico il risultato delle sue ricerche e dare il via a una fase più intensa di sperimentazione, fonda a Torino il Centro Horus. È il primo seme di una Scuola Iniziatica dal quale prenderà vita l'esperienza comunitaria della Federazione di Damanhur. Al centro della visione di Falco è infatti la convinzione che ogni essere umano abbia una natura divina da risvegliare attraverso l'interazione consapevole con gli altri. Il suo insegnamento incoraggia il risveglio del Maestro Interiore di ognuno attraverso lo studio, la sperimentazione, l'espressione completa delle potenzialità individuali e il superamento di ogni atteggiamento dogmatico.

Il racconto autobiografico di come Falco cominciò a sperimentare con la Selfica e a recuperare le sue memorie e la piena consapevolezza del progetto Damanhur si trova in "Racconti di un Alchimista", Niatel Edizioni, 2011.

Le self più semplici erano realizzate in metallo, molto spesso in rame, come quelle che vedevo indossare dai damanhuriani, ma ce n'erano anche di più complesse che combinavano metalli a sfere contenenti liquidi alchemici per agire da trasformatori di energie ed altre ancora che univano metalli preziosi e microcircuiti realizzati in inchiostri specificamente preparati per svolgere funzioni molto complesse.

Liquidi alchemici? Metalli ed energie intelligenti? Naturalmente non compresi quasi nulla di ciò che questo significava, ma mi stuzzicavano questi concetti, erano stimolanti e davvero fuori dalla norma!

E soprattutto mi piacevano le self. Mi affascinavano come oggetti, mi piaceva averne intorno e indosso a me e cominciai a sperimentare. Sentivo che qualcosa cambiava nell'ambiente, che l'atmosfera si faceva più viva, e anche il mio senso di benessere aumentava. Mi accorsi che i bracciali che indossavo più frequentemente cambiavano forma, e tutti più o meno nella stessa maniera: si adattavano cioè alla mia aura, alla forma del mio campo energetico.

Mi colpiva particolarmente la "self dell'allegria", creata per diffondere le frequenze della luce del sole in un ambiente per uno specifico raggio intorno a sé. Spesso la trovavo leggermente allungata e rivolta verso la nostra stella, proprio come fosse una pianta che cresce verso la luce! Di certo non poteva essere un semplice oggetto, e il mondo di possibilità che questo apriva nel mio cuore e nella mente mi rendeva felice e sempre più curiosa di scoprire.

La Selfica secondo l'insegnamento di Falco

La Selfica come campo di ricerca empirica è stata introdotta a Damanhur attraverso gli studi di Falco. Nel presentarla, Falco spiegò come la storia di questa arte-scienza, che consente di concentrare e direzionare specifiche energie presenti nel nostro universo, si snodi attraverso molti millenni.

«La tradizione esoterica racconta che la Selfica era già utilizzata nella mitica Atlantide e, nel nostro ciclo storico, nella cultura egizia, etrusca, celtica e dell'antica civiltà minoica, sempre però riservata ad alcune specifiche classi sociali, i sacerdoti e i regnanti.

La Selfica è una scienza diffusa nell'universo e la sua storia sul nostro pianeta comincia con un mutamento culturale fondamentale: il passaggio da una visone dell'universo in cui tutto avviene per intercessione divina, alla comprensione che esistono altre forze che alla pari degli esseri umani sono coinvolgibili e utilizzabili per ottenere gli effetti desiderati.

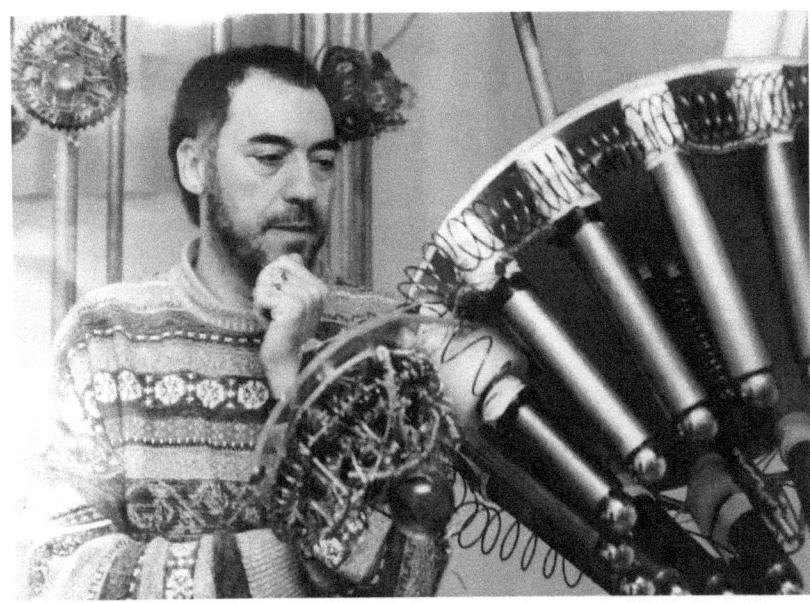

Non serve più necessariamente fare sacrifici a una divinità perché permetta o meno un determinato evento, ma diventa necessario esplorare ciò che è possibile fare gestendo e utilizzando le forme della natura. Passare dall'intercessione degli dei all'idea che ci sono forze non divine, alla pari o al di sotto della potenza umana, che possono produrre quegli stessi effetti è un balzo epocale dal punto di vista del pensiero.

La Selfica nasce quindi quando ci si rende conto che ci possono essere delle forze non divine coinvolte nel mutare gli eventi: è quindi una razionalizzazione della magia. È una scienza di confine che supera il concetto magico puro e semplice nel quale non ci sono mezzi perché le cose succedano, se non una ripetizione pedissequa di rituali, e introduce una fase creativa in cui l'essere umano è agente: si possono concepire le teorie, creare i circuiti, migliorare il sistema, determinare le forze che possono scorrere in maniera maggiore o minore all'interno di un circuito per captare e direzionare queste forze che esistono nell'universo. Che non sono solo un'interferenza, ma un segnale con delle potenzialità che possono essere utilizzate.

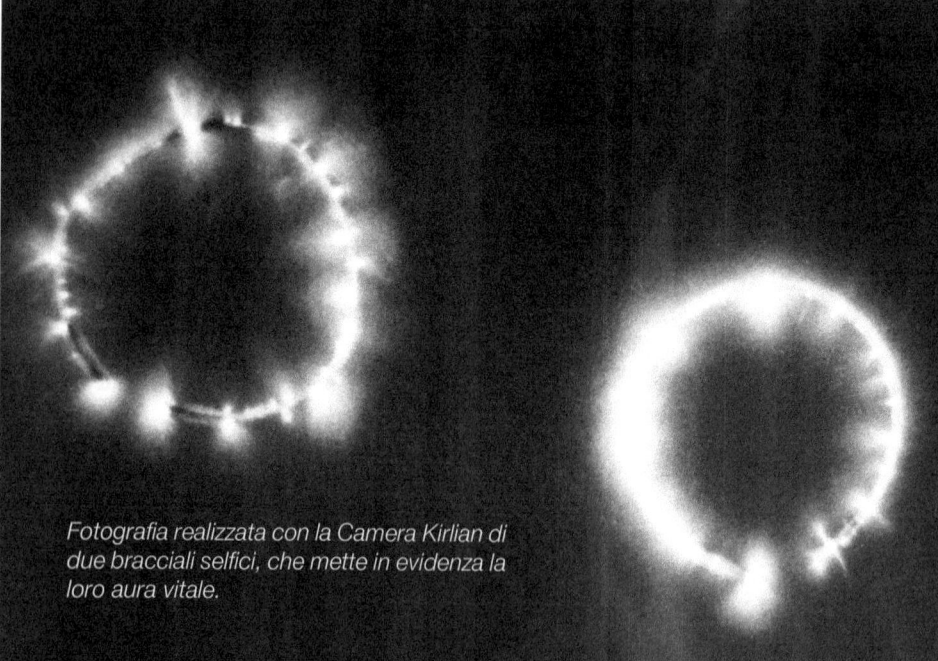

Fotografia realizzata con la Camera Kirlian di due bracciali selfici, che mette in evidenza la loro aura vitale.

Nel lontano passato, i primi ad accorgersi dell'esistenza di queste forze sono stati i sacerdoti, che cercarono di capire di quali forze si trattasse per imparare a distinguere quando ci sono forze maggiori e quando ci sono forze mediane. Esistono infatti moltissime regolazioni intermedie, in una scala di valori non diversa dalla tavola atomica degli elementi. Così come esiste quella tabella, esistono scale delle forze che hanno a che fare con la Selfica che comprende sia forze intelligenti - non possiamo che chiamarle così perché rispondono a tono -, sia forze fisiche che servono per fare le cose.

Tutti i tentativi fatti dall'astrologia erano improntati al cercare questi segnali, queste frequenze e interpretarli con varie teorie, per riuscire a manipolarli e non limitarsi a dipendere da queste forze universali esterne all'essere umano. L'astrologia non è riuscita in questo passaggio. Anche le civiltà antiche hanno tentato di intercettare queste forze, e in alcune epoche nelle quali non c'erano a disposizione i metalli e le leghe opportune a questo scopo, sono stati creati sistemi vegetali e, soprattutto, labirinti d'acqua, sistemi di irrigazione e micro irrigazione, perché con dei liquidi è più facile interrompere, aprire, chiudere circuiti.

Oggi la sperimentazione e il perfezionamento dei vari principi permettono di sviluppare quello che in altre epoche non era realizzabile perché non c'erano gli stessi materiali. La Selfica prevede infatti un continuo approfondimento dei sistemi base con materiali diversi, a volte più validi di quelli tradizionali. In epoche passate si usavano principalmente l'oro e l'argento. La diversa conduttività veniva creata cambiando le percentuali di rame o argento nell'oro, ma non era possibile distinguerla se non lo si sapeva.

A Damanhur utilizziamo molto il rame e soprattutto gli inchiostri, ottenendo gli stessi risultati attraverso strutture sempre più piccole. Oggi attraverso la Selfica si possono realizzare strutture in grado di captare, trasformare e utilizzare questo segnale per interagire con la sincronicità in maniera attiva, riuscendo a far collimare elementi al di fuori delle semplici probabilità, in modo che ci sia la possibilità di interagire con il flusso degli eventi.[4]

La Selfica permette di ricevere i segnali specifici necessari, la forza, l'intelligenza, l'energia, per sviluppare la capacità di muovere quelle "scatole" di eventi nelle quali ci muoviamo costantemente, e che sono quelle che intercettiamo sui piani di realtà.

Le intelligenze selfiche infatti sono molto più vicine ad un ambiente extra-materiale, in cui esistono solo energie ed è per loro più facile agire direttamente sulle Leggi che mantengono l'universo all'interno del suo campo di esistenza, piuttosto che sulle forme.

4. Ecco una breve descrizione di queste due leggi secondo la Fisica Spirituale damanhuriana:

Sincronicità: è una forza che crea un costante legame tra tutti gli eventi, sia simultaneamente, sia lungo la linea del tempo. La forza della Sincronicità è dunque la legge che seleziona gli eventi che accadono in ogni punto dello spazio/tempo, superando il principio di causa ed effetto che usualmente si utilizza per dare un senso alla realtà. Dal punto di vista individuale possiamo incontrare eventi sincronici, cioè che producono effetti positivi nella nostra vita, ed eventi asincronici, e cioè dannosi per noi. Dal punto di vista dell'universo nella sua totalità, gli eventi invece sono sempre sincronici e perseguono un fine comune che la scuola filosofica damanhuriana identifica con il concetto di Complessità. La Sincronicità non è uniformemente diffusa in tutto lo spazio/tempo.

Complessità: è la direzione generale nella quale si muovono, con differenti velocità, tutte le forme dell'universo. È anche la finalità dell'universo stesso, per cui potremmo dire che la Sincronicità seleziona gli eventi adatti, nei tempi e luoghi giusti, affinché nell'universo si produca Complessità. La Complessita è quindi il risultato della relazione, dell'interazione tra le forme, dello scambio di informazioni, dal punto di vista sia quantitativo sia qualitativo. La Complessità è l'elemento attraverso il quale si manifesta l'evoluzione. Secondo la Scuola damanhuriana, nel percorso della materia verso la Complessità esistono quattro tappe fondamentali: la non vita, la vita, il pensiero, la divinità, cioè informazione assoluta a massa zero. Oltre questo livello ci si trova al di fuori dall'universo delle forme, in una nuova definizione dell'esistenza per noi ancora inesplorata.

Tratto da: *"Fisica Esoterica"*, a cura di Coyote Cardo, Edizioni della Scuola di Meditazione di Damanhur, diffusione ad uso interno, ottobre 2009.

Esse hanno, quindi, una linearità di esistenza molto diversa dalla nostra. Noi viviamo in un mondo tridimensionale, e la caratteristica del mondo delle forme è proprio quella di funzionare attraverso le opposizioni: il chiaro, lo scuro, il caldo, il freddo, il buio e la luce. Noi trasformiamo questa opposizione in evoluzione, in cambiamento perché partiamo da una materia più grezza e la mutiamo, e questo è parte del raffinamento spirituale, come caratteristica degli esseri viventi di questo universo.

Nella dimensione delle self non esiste il problema dell'opposizione o della necessità di maturare così come noi facciamo, perché in altre "parti" dell'universo il tempo è un'altra "cosa"; non esiste lo scorrimento come noi lo possiamo immaginare e quindi le forme o le intelligenze che lo abitano hanno caratteristiche diverse. Anche se il nostro concetto di evoluzione non può essere paragonato a quanto può avvenire in altre parti dell'universo, la caratteristica straordinaria di queste intelligenze è che, in alcuni casi, accettano e sono in grado di collegarsi e partecipare a questo mondo, diventando degli elementi simbionti.

Le intelligenze selfiche e gli esseri umani che le utilizzano non vivono quindi tutti gli aspetti della loro esistenza in interazione reciproca, ma solamente per le specificità rispetto alle quali possono avere un vantaggio reciproco. Questa simbiosi può essere considerata a tutti gli effetti un'alleanza spirituale con gli esseri umani. Le self sono interessate a entrare nel settore dell'universo caratterizzato dalla forma, che è una parte del tutto, e permette loro di essere presenti anche in un diverso campo di evoluzione.

Questo è per loro possibile partecipando a forme sempre più complesse, come quelle che sono il risultato della ricerca selfica attuale che stiamo portando avanti a Damanhur. Grazie a questa continua sperimentazione, la Selfica oggi può esprimersi in un'infinità di supporti, dagli oggetti in metallo a circuiti fatti di inchiostri e liquidi alchemici, dai quadri ai gioielli in oro e argento.

La finalità delle intelligenze selfiche più evolute, in relazione agli esseri umani, è quella di aiutarci ad avvicinarci alla nostra dimensione spirituale. Gli esseri umani sono "creature ponte" tra il piano spirituale e quello materiale, un punto di congiunzione fondamentale tra la materia e le dimensioni sottili. Esistono altre forme, le quali sono intelligenti nella stessa misura se non in misura superiore alla nostra: non siamo all'apice della scala evolutiva, ma in una condizione intermedia. Dipende quindi dalla scelta di ciascuno se essere più vicini alle forme al di sotto di noi, oppure se indirizzare la propria vita una scelta più spirituale ed essere maggiormente vicini alle forme superiori.

In un sistema che interagisce con strutture selfiche, ciò che riceve allo stesso tempo trasmette. Così come c'è una discendenza, c'è un'ascendenza. Per usare l'esempio di una televisione che capta e trasforma in immagine uno specifico segnale, si può immaginare che ci sia anche una telecamera, che vede anche come si reagisce allo spettacolo. In questo senso l'idea che le self facciano un'esperienza nel nostro spazio-tempo è valida perché l'interazione è attiva e ci sono sempre interpretazioni a seconda del modo di essere di ciascuno, e sono tutte valide, dipende dalla preparazione di chi le utilizza. Qualcuno interpreterà questa interazione con le self come amore e come crescita.

Sicuramente ci sono self più fortunate in termini di esperienza, a seconda della sensibilità di chi incontrano e questa informazione viene trasmessa a ogni altra struttura selfica, perché quello selfico è un vero e proprio ecosistema, in cui ogni elemento è connesso agli altri.»

L'arrivo del segnale

L'arrivo del segnale delle energie universali di cui parla Falco nel paragrafo precedente e per le quali la Selfica permette di creare strutture ricetrasmittenti, non fu improvviso, ma venne "annunciato" da forze delle natura con le quali i primi abitanti di Damanhur avevano stabilito un dialogo costante.

Orango Riso – uno dei primi cittadini della comunità, oggi direttore della Scuola per Guaritori Spirituali di Damanhur, con una formazione in Informatica e Cibernetica - racconta come la sua storia con le energie selfiche parta da prima ancora che esistessero le self nella forma attuale, dal momento nel quale si creò il primo contatto con gli spiriti elementali.

«Ero da sempre molto interessato a sviluppare la mia medianità, e ancora prima che Damanhur fosse fondata, con i compagni ricercatori del Centro Horus a Torino facevo ricerca nel campo della extrasensorialità, utilizzando in particolare il sistema della planchette. Eravamo un gruppo organizzato che si incontrava regolarmente.

Quando ci trasferimmo a vivere nel primo nucleo comunitario, ci rendemmo conto che la natura intorno a noi era viva e presente e cercammo immediatamente di stabilire un contatto con le sue forze.

Quello che ci colpì da subito, e ci diede anche la consapevolezza che si trattava di un contatto vero, fu il fatto che i messaggi che ricevevamo, anziché parlare di grandi sistemi e di grandi ideali astratti - come quasi sempre accadeva quando si contattavano "entità" dei piani sottili - parlavano della nostra vita concreta. Queste creature elementali della natura leggevano la nostra mente e la nostra anima e interpretavano quello che succedeva nella nostra giornata.

Seguirono la sequenza degli eventi della nostra vita per un anno intero, dandoci interpretazioni, annunci di eventi qualche ora prima che accadessero e suggerimenti pratici, non lasciando nulla al caso, per farci comprendere quanto il loro mondo sottile fosse correlato al nostro. Fecero esperimenti con noi, "preparando" per noi semi che poi diedero vita a piantine molto più vitali e produttive di quelle i cui semi non erano stati trattati.

Ci rendemmo conto che intorno a noi esistevano centinaia di forze, e che il mondo della trascendenza era unito a quello quotidiano: l'uno è la costante conseguenza dell'altro, e quando sono integrati esaltano la complessità di ogni sistema. Per me questo fu un vero e proprio risveglio di consapevolezza, perché non solo spiegava e dava nuovi significati alla mia vita, ma mi insegnava a leggere la realtà in chiave sincronica.

Ci descrissero in modo dettagliato la ricchezza del mondo degli spiriti di natura in questo punto del tempo e dello spazio, e il suo funzionamento. Ci rendemmo conto che la sopravvivenza stessa del mondo delle forze sottili della natura dipendeva dal nostro mondo materiale, dalle nostre azioni, dai nostri pensieri, dal linguaggio che usiamo. Ci dissero che loro percepiscono tutto in maniera sinestesica, odore, sapore, colore, profumo e suono sono per loro la stessa cosa[5].

Le parolacce e l'aggressività sono distruttive per loro, perché "carbonizzano" una parte del campo vibrazionale, mentre un linguaggio armonioso e melodico le richiama come fosse un profumo fragrante. Anche un corpo appesantito da eccessi di cibo o di alcol emana una vibrazione sgradevole che viene da loro percepita in maniera netta, e che le tiene lontane, così come insopportabili per loro sono luoghi sporchi e trascurati.

---

5. In quegli anni a Damanhur venne sviluppato un intero filone terapeutico a base vibrazionale che consiste sull'esposizione degli assisti a sessioni di "fono-cromo-terapia", durante le quali si abbinano frequenze sonore a frequenza di colore per tempi specifici, al fine di riportare l'organismo a uno stato ottimale di benessere.

Se siete presenti e in armonia con il vostro corpo, voi stessi e gli altri potete generare frutti per il mondo sottile, ci dissero, e se crescete voi, cresciamo noi e possiamo servire meglio la natura. Comprendemmo ancora di più l'importanza di creare una "serra" spirituale pulita e armonica[6].

6. L'impegno per creare una serra spirituale in cui tutte le forme viventi - quelle sottili della natura, gli animali, le piante, gli umani e le forze divine - siano in armonia all'interno di un ecosistema integrato e basato sulla ricchezza delle diversità si riflette nei comportamenti, nelle pratiche e nei rituali dei damanhuriani. Nella Costituzione si afferma che *"Ogni cittadino si impegna a diffondere pensieri positivi ed armonici e ad indirizzare ogni azione e pensiero alla crescita spirituale. ... "* (art. 2) e che *"Ogni cittadino vive in comunione con la natura e le forze sottili che la abitano, si impegna al rispetto e alla conservazione delle risorse ed evita il più possibile forme di inquinamento e di spreco."* (art. 6) E ancora: *"Il cittadino rispetta il proprio corpo, lo cura e lo nutre armonicamente, non abusa di alcuna sostanza. Esso pratica regole di vita adatte per un armonico sviluppo fisico, mentale e spirituale; cura l'ordine e la pulizia dei luoghi in cui vive. Ad ogni cittadino sono richieste capacità di autocontrollo, maturità nelle scelte e purezza in pensiero ed azione."* (art. 7)

A Damanhur si pone grande attenzione all'ecologia, alle energie a basso impatto ambientale, alla protezione delle acque, alle coltivazioni biologiche e alle terapie "dolci". I territori della comunità sono puliti, curati e arricchiti con opere d'arte. I cittadini sono sempre all'opera per creare spazi sempre più belli e accoglienti, curando gli ambienti all'aperto nel rispetto della storia e della morfologia del territorio. Da molti anni ingenti risorse sono investite nel recupero di una grande superficie boschiva, danneggiata da decenni di sfruttamento solo per la legna. A poco a poco molte specie animali, soprattutto farfalle e uccelli, stanno tornando a popolare questa zona.

Nella parte centrale di Damanhur, chiamata Damjl, sorge il Boschetto della Coscienza, uno spazio protetto e dedicato agli Spiriti della Natura, nel quale i cittadini entrano solo per la meditazione o per il contatto con queste forze, che avviene anche in forma ritualizzata ogni domenica. Inoltre, con gli Spiriti di Natura è stata sigillata un'alleanza, per stabilire una relazione basata sulla reciproca attenzione, sul rispetto e la cooperazione. Gli Spiriti di Natura sono ricordati e onorati durante i grandi Riti dei Solstizi e degli Equinozi, in cui come umani affermiamo la nostra consapevolezza di essere parte di un grande ciclo cosmico, nel quale la natura e le sue forze giocano un ruolo fondamentale per la nostra vita ed evoluzione.

Questo, ci dissero, sarebbe stato indispensabile anche per preparare il punto di atterraggio di nuove forze, inizialmente semplici e via via più complesse: si stava cominciando a sviluppare il mondo della Selfica. Ci spiegarono che le self erano come dei corpi per attrarre creature più complesse in grado di superare i confini del mondo astrale in cui vivono gli spiriti della natura e di interagire maggiormente con il tempo.

Erano forze che sarebbero diventate il ponte con "i confini del tempo", perché capaci di aumentare il potenziale sincronico "dilatando" il momento in modo che abbracciasse più rami del tempo e ognuno potesse scegliere sulla base di un maggior numero di possibilità.

La prima self ad essere creata fu quella per la protezione e il rafforzamento dell'aura vitale, un solo filo di rame con avvolgimenti ai due estremi, seguita poi da quella per la protezione dalla radioattività, che indossavamo solo per alcune ore della giornata.

Portarle, per me, fu come rafforzare il contatto con queste creature elementali, e mi resi conto che le voci che avevo imparato a sentire erano esaltate, poi che ce n'erano di nuove e io ero stupito che potessero essere convogliate in queste semplicissime self.

Questi "suggeritori" si sovrapponevano alle mie voci interiori e io li sottoponevo sempre a delle piccole prove, perché avevo timore di perdermi nelle mie fantasie. Una prova tipica era di chiedere quanti assistiti avrei avuto presso il mio studio di pranoterapia il giorno dopo. Una volta mi dissero che ci sarebbero state dodici cancellazioni, e io non ci credetti perché un numero così elevato non mi era mai capitato. Invece ci fu uno sciopero improvviso dei trasporti e successe proprio così.

Ricordo con stupore, poco tempo dopo, la nascita della self della memoria, che dava risultati strabilianti contro mal di testa e mal di gola. Avevamo provato a caso a metterla sulla fronte... e così avevamo scoperto uno strumento che poteva essere facilmente usato dalla persona stessa.

Qualcosa di simile avvenne con la self contro i dolori cervicali: girando la parte attiva dei circuiti sulla gola invece che sul retro del collo, scoprimmo che aiuta la tiroide. Questa self fu così efficace per mia madre che, una volta superata la sua resistenza a provarla, non se la tolse mai più, ed è uno degli oggetti che ho messo nella sua bara, perché le era così cara.»

La Self personale

Quando decisi di andare a vivere a Damanhur - sono cittadina residente dal 1993 – di self ne esistevano già per tante funzioni, per esempio quelle di uso personale per la memoria, per il recupero delle energie durante il sonno, per migliorare la funzionalità visiva, per l'aura e la salute e quelle di uso collettivo per armonizzare le energie degli ambienti.

La più complessa era la "self personale", una struttura creata apposta per la persona, con funzioni legate alla sincronicità e alle possibili linee del destino, alla protezione e alla memoria, nella vita attuale e dopo che si avrà lasciato il corpo fisico.

Orango ricorda che «*quando vennero create le self personali fu un salto di complessità e sensibilità, perché ogni volta che si ottenevano nuovi risultati nel campo della Selfica, cambiava tutta la logica dell'intero sistema, proprio come ci avevano detto gli spiriti di natura. Per me cambiava il modo di sentire, di intuire nella mia modalità terapeutica e di vita, si modificava la relazione con la complessità della mia vita.*

Con la self personale ebbi l'esperienza di una vera e propria connessione, come se questo strumento fosse un nuovo arto, che attivava in me nuove parti delle quali sentivo di avere la potenzialità ma non ancora l'uso completo. La stessa sensazione l'ho avuta anni dopo quando ho cominciato a utilizzare self molto complesse per la cura e la radioestesia investigativa per il benessere psico-fisico.»

Una self personale è lo strumento selfico di massima complessità per uso individuale. Questo tipo di self "vive" in simbiosi con la persona che la utilizza, e che sceglie quindi di stabilire un'alleanza di tipo spirituale con questo tipo di forze. In questo punto di coincidenza tra la dimensione umana e quella delle self personali, si crea un'occasione straordinaria di evoluzione ed esperienza.

Le self prediligono gli spazi di incontro dei contrasti, come quello rappresentato dalla nostra specie, che ha una natura materiale ma ospita anche un principio divino.

In questa chiave, secondo la ricerca damanhuriana, la self può essere il canale attraverso il quale stabilire un rapporto con la divinità che ognuno contiene, anche per permetterci di utilizzare meglio una parte delle nostre facoltà dormienti, normalmente non disponibili, ma presenti in ogni essere umano[7]. Le self personali agiscono come una "tuta protettiva", come uno spazio di compensazione per la persona, perché la loro finalità è quella di deviare certi eventi e indirizzarne altri.

7. Secondo recenti studi di neuroscienza, l'essere umano adulto allo stadio attuale di evoluzione, benché usi meccanicamente il 100% del cervello, utilizza solo una parte delle facoltà celebrali, ed è ancora lontanissimo dalla capacita di usare entrambi gli emisferi celebrali in contemporanea. I rari casi di persone che sono in grado di farlo – maestri spirituali, grandi artisti, yoga – dimostrano che il potenziale esiste per tutti, ma per abitudine, cultura e condizionamenti non siamo capaci di attivarlo.
Anche le funzioni del 95% del genoma umano non sono ancora state scoperte. Solo il 5% del nostro DNA, infatti, serve a codificare le proteine che poi si manifestano nel fenotipo dell'organismo. Con l'arroganza, tipica di parte dell'establishment scientifico, di considerare ciò che non comprende come impossibile o inutile, negli anni Settanta questo 95% del DNA umano venne chiamato "junk DNA" o DNA spazzatura, e considerato non rilevante ai fini della ricerca. Oggi, una parte degli scienziati ha cominciato a studiarlo e ha scoperto che potrebbe avere un ruolo cruciale nella storia evolutiva e nella vita di molti organismi. Per questo motivo, essi propongono di chiamarlo "noncoding DNA", DNA non codificante. Grandi parti di questo DNA sono "ultra-conservate" cioè non sono cambiate in milioni di anni e sono identiche in numerosi organismi, anche se sono creature adesso in relazione solo alla lontana.

Agiscono sulla Sincronicità, la legge che permette di mantenere costante l'equilibrio che regge la vita. Gli eventi possono essere positivi o negativi soltanto se relazionati ad un fruitore. La self personale non modifica gli eventi, ma li seleziona e dirige il loro campo d'azione in modo che essi possano essere letti e quindi avere un'influenza - in maniera sincronica, anziché asincronica. L'evento sincronico è quello che apre nuove possibilità, anche se sul momento può sembrare una sfida, mentre quello asincronico ha le caratteristiche opposte, anche se sembra presentare una situazione facile. Questo è, naturalmente, influenzato anche dall'atteggiamento mentale che la persona può avere, perché una self non può scavalcare il libero arbitrio del suo simbionte umano, e ogni essere umano è al centro della propria strada evolutiva, attraverso la scelta e la volontà indirizzata.

Gli eventi vengono selezionati attorno ad una persona in base alla sua struttura fisica, mentale, psicologica e culturale, considerando l'evoluzione dell'individuo e le sue scelte. Questo è possibile perché, avendo un'anima, una dignità sacrale e una derivazione divina, rientra nella natura umana partecipare a dimensioni spirituali su più livelli del possibile e su più rami di tempo.

L'inizio del collegamento

È come se la self personale "nascesse" quando viene indossata, perché in quel momento si collega alla struttura energetica della persona, utilizzando la corrispondenza tra essa e i tracciati al suo interno. Ogni self personale contiene la mappa delle Linee Sincroniche – le linee di energia che avvolgono il nostro pianeta e, passando dal sole, lo collegano all'universo – e quella delle "microlinee". Le microlinee sono l'equivalente delle Linee Sincroniche in ogni essere vivente del pianeta terra: rappresentano la struttura energetica di base, la matrice di appartenenza a questo mondo, le strade preferenziali dello scorrimento delle nostre energie vitali e sessuali. Per attivare le sue funzioni in simbiosi con un essere umano, una self personale si collega alle microlinee e nello stesso tempo aiuta a mantenere in equilibrio e "pulito" questo sistema.

Il funzionamento della self personale ha quindi come fulcro l'individuo che la indossa e la self viene nutrita da "scorie" della nostra energia vitale, cioè da quelle energie che naturalmente andrebbero sprecate durante il movimento, il pensiero, il nostro stesso esistere; in questo modo si crea un ecosistema di reciproca utilità. Se si perde una self, o non la si indossa più, l'intelligenza selfica tende ad uscire da quella forma. Quando una persona è informata di ciò che una self può fare e la utilizza con un minimo di attenzione, il contatto tra essere umano e self viene accelerato ed è più profondo, così come la conoscenza della persona, da parte della self personale, aumenta con il passare del tempo.

Le funzioni di una self personale sono oggi concentrate in pochi centimetri quadrati di circuiti tracciati con inchiostri alchemici. I diversi livelli di schemi alchemici hanno punti di collegamento tra loro, non solo orizzontalmente, ma anche verticalmente. Per comprendere questo sistema, può essere utile l'analogia con l'antica scienza dei pentacoli. La tradizione esoterica racconta, per esempio, che il pentacolo creato da Cornelio Agrippa fosse un sistema per trasmettere informazioni attraverso la sovrapposizione di determinati schemi, interpretabili secondo uno specifico codice e ritmo.

Inizialmente le self personali erano più grandi, ma come per tutte le strutture selfiche, la loro composizione, forma e grandezza si sono evolute nel tempo permettendo di creare strutture più minute e più leggere. Al fine di creare reticoli utilizzabili per gli scorrimenti energetici, le prime usavano ancora parti con spirali in metallo.

In seguito si misero a punto sistemi basati sulla concatenazione degli atomi che sostituivano il metallo stesso. Le "concatenazioni"-altro esempio di ricerca damanhuriana nel campo delle energie di natura – offrono la possibilità di attivare un orientamento specifico e riconoscibile in molecole, atomi o quark all'interno di una qualunque massa, tanto da potervi "disegnare" all'interno circuiti selfici, creare delle specie di tessuti, oppure fabbricare conduttori. Questa tecnologia consente inoltre di creare adatte geometrie per la realizzazione di impianti selfici multiprogrammabili... sempre più fantascientifico!

Il sistema successivo, più raffinato è quello degli schemi in inchiostri alchemici. Gli inchiostri vengono divisi tra loro con sottilissime pellicole, perché si tocchino solo dove serve, creando uno spazio formato da strati sovrapposti e permettendo un utilizzo dei circuiti non solo con una composizione orizzontale ma anche con una composizione verticale.

Una self personale creata con microcircuiti può essere "alloggiata" in un orecchino, un anello, un pendente, una piccola scatola di metallo... in qualsiasi oggetto in cui ci sia la possibilità di disegnare numerosi strati di circuiti e che sia facile e piacevole da indossare. I contenitori in oro o argento delle self personali fungono anche da supporto per la memoria della self, che viene "incisa" nella struttura atomica.

Gli sviluppi recenti di questa tecnologia consentono inoltre di creare un "richiamo" per le funzioni della propria self personale. Si tratta cioè di un circuito di collegamento che permette di lasciare in un posto sicuro il "corpo madre" della self personale e non rischiare perciò di perderlo, mantenendo però all'interno della propria aura i punti di accesso e interscambio.

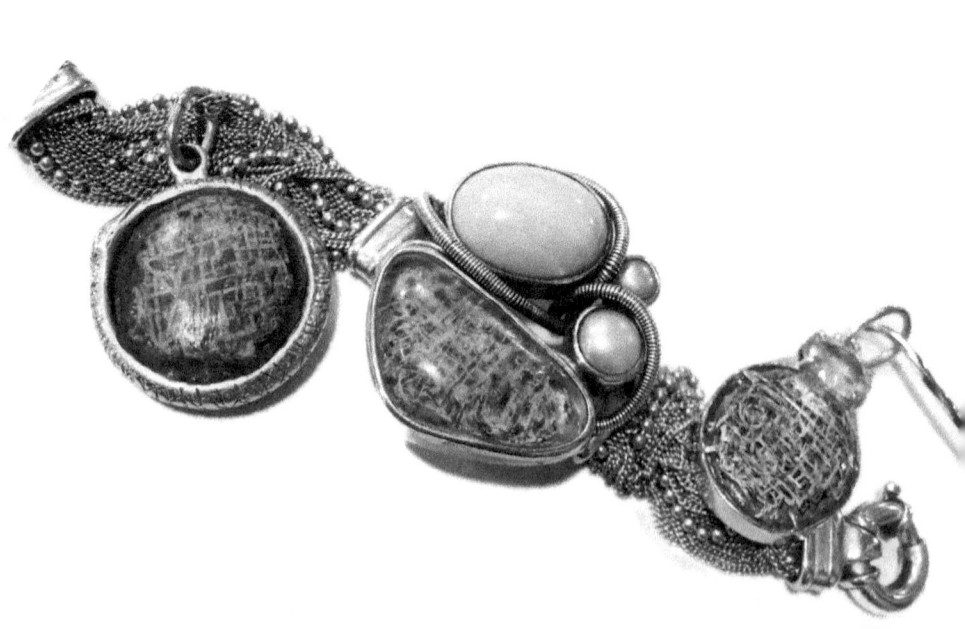

Stabilire una relazione

L'aspetto più interessante della ricerca con la dimensione della Selfica è che essa si basa su un rapporto con energie intelligenti ed è quindi una relazione, anche affettiva, che si stabilisce da entrambe le parti. Tutte le persone che hanno una self personale, o altri impianti selfici di sufficiente potenzialità, sono costantemente invitate a sperimentare in ogni forma al fine di creare un canale il più consapevole e vivo possibile con questi strumenti/energie.

Uno dei molti modi per approfondire il rapporto con la propria self personale è quello di scoprirne il nome, cioè il suono-frequenza che ha una relazione intrinseca con l'oggetto/energia a cui si riferisce, e può quindi permettere un accesso più consapevole alle funzioni della self. Anche se il nome a volte è immaginato e scelto dalla persona, è comunque il segnale di un rapporto che si è stabilito, un codice accettato e può rappresentare un elemento confidenziale per uno scambio più profondo, come succede per un nome tra umani.

Ogni persona ha un proprio metodo di ricerca del nome della propria self personale; a volte è facile creare la connessione, altre volte ci vuole del tempo. Io lo trovai facilmente grazie a uno stato di leggera ipnosi che mi portò a contatto con i circuiti della self come fossero un libro da sfiorare con il pensiero, fino a che udii la mia voce pronunciare chiaramente un nome piuttosto lungo e molto musicale.

Orango ricevette subito il nome della sua self personale dalla self stessa, come confluenza di nomi di altre forze che già conosceva, con desinenze aggiunte. Tutti nomi melodiosi, chiari, modulari che riassumono la loro frequenza e che molti non amano rivelare, perché è bello mantenerlo come un segreto "tra la self e noi".

Un altro modo per trovare il nome della propria self può essere quello di programmare un "contatto" con i sogni, oppure direzionare il pensiero in modo da scoprirlo in maniera sincronica. Antilope Verbena, una delle responsabili dell'Università Olami Damanhur, infermiera professionale e guaritrice con molti anni di esperienza nell'utilizzo della Selfica per il benessere psico-fisico, lo ha scoperto combinando tutti e due i metodi: «*Per approfondire il rapporto con la self personale volevo trovare subito il suo nome. Ci pensavo tanto, ma proprio non riuscivo ad agganciarlo. Sapevo che la mia self personale conteneva dei sogni da sognare in questa vita – registrati nel quarzo rosa che era una delle sue componenti – e così decisi di chiederle di darmi il suo nome in sogno. Invece sognai un libro di fate, dove avevo tempo prima letto il nome di un'ondina che mi piaceva così tanto che per un certo tempo, prima di scegliere Antilope, lo avrei voluto per me. Ritrovai il libro e tenendo la self in mano lo aprii: mi mostrò proprio la pagina che descriveva quella fata e compresi che quello non era il mio nome, ma quello della mia self.*»

Le self personali sono strumenti fondamentali nella vita di ogni damanhuriano, e integrano e sostengono molte delle ricerche e delle operazioni rituali che svolgiamo, e il rapporto con le Forze Divine e quelle presenti nei Templi dell'Umanità a tutti i livelli.

Sirena Ninfea, Vertice della Scuola di Meditazione di Damanhur e della Via dell'Oracolo, utilizza molto la Selfica per funzioni rituali e legate alla dimensione magica di Damanhur. Sirena racconta che la prima volta che si è resa conto che una self non era un semplice oggetto, è stato proprio con la self personale: «*Ho sentito che avevo acquisito un compagno, che si era unito a me qualcosa di vivo e di presente. Conoscevo da subito anche il nome della mia self personale, per cui da subito il rapporto era di* vicinanza. *Io non ho conversazioni con la self, però ne sento la presenza e quando non è con me mi sento incompleta, mi fa piacere "stare in compagnia" delle self.*

Il primo supporto fisico per la mia self personale era una vera e propria piccola scultura contenuta in uno scatolino in argento. Non era miniaturizzata come le self di adesso ma composta da circuiti di rame, ottone, mica, piombo, inchiostro e circuiti disegnati su carta. Alcuni anni fa quella self mi fu rubata, ma la sua essenza, esperienza e memoria sono state richiamate in quella che uso adesso, che è miniaturizzata.

Una self personale seleziona gli eventi e io sento di aver avuto una selezione sincronica per il mio percorso, sento di essere stata aiutata. Certamente sono sempre io che scelgo, però anche grazie a questa sincronicità sento di aver dato un profondo significato alle azioni della mia vita.

A Damanhur, mi sento inserita in un ambiente selfico, ovunque si può percepire una frequenza selfica, nei Templi, nei nostri territori, nel negozio di cibo biologico, nelle nostre case... È una "serra selfica", magica e rituale ed è come vivere in un laboratorio speciale, che a me piace molto.»

Sentire una familiarità con il particolare campo energetico creato dalle self è un'esperienza piuttosto comune per chi poi decide di utilizzarle. La scienza contemporanea ha dimostrato che ogni essere vivente e ogni oggetto esistente nell'universo emettono e ricevono energia, entrando in relazione con gli altri e l'ambiente in forme che possono essere positive – interferenza costruttiva- o a detrimento della vita e dello sviluppo – interferenza distruttiva. A livello quantico, quindi, gli atomi non sono composti da particelle fisiche ma da vortici di energia in relazione tra loro. Tutto ciò che esiste nell'universo è interconnesso all'interno dello stesso campo di energia.

In un ambiente in cui sono presenti delle self, spesso le persone avvertono una particolare armonia, proprio perché si tratta di un campo coerente e ordinato che siamo in grado di percepire attraverso i sensi. Alla base della materia non vi è nulla di materiale, ma interazioni tra energie che sono costantemente collegate tra loro in base alla risonanza.

In base a questo principio, un campo coerente ha effetto non solo sugli umani ma su tutti gli esseri viventi che interagiscono al suo interno. Una delle sperimentazioni in corso in questo momento utilizza strutture selfiche per creare un ambiente ordinato nelle zone di Damanhur in cui sono posizionati degli alveari. Lo scopo è ridurre il disorientamento della api - triste fenomeno che sta portando alla drastica riduzione della loro popolazione su tutto il pianeta.

Inoltre, sono in applicazione campi selfici per sostenere la crescita di verdure nelle serre e nei campi e, perché il ciclo sia completo, esiste da anni un complesso pannello selfico nel negozio di prodotti alimentari di Damanhur, il "Tentaty"[8]. Questa struttura selfica serve a "fissare" la struttura energetica dei prodotti che entrano ed escono nel negozio, permettendo alla loro carica vitale di durare più a lungo, mantenendo quindi intatte le proprietà nutritive per un tempo maggiore di quello che sarebbe normale all'interno di un campo di energie casuali.

---

8. Il negozio di alimenti e prodotti biologici ed equo solidali "Tentaty" si trova in via Baldissero 21 a Vidracco, all'interno del Centro d'Arte, Salute e Ricerca "Damanhur Crea". www.tentaty.it

La protezione

Tutti i damanhuriani e molti amici hanno una self personale. Questi "coltellini svizzeri animati" - per usare una metafora di Falco che sottolinea la loro versatilità di impiego in relazione al nostro esistere all'interno di un flusso di eventi - sono tutti connessi tra loro e possono guidare il flusso sincronico dove può essere più utile, attraverso un coordinamento continuo. Gli eventi nei quali siamo immersi possono così essere selezionati e raggruppati secondo le potenzialità che possiamo esercitare, individualmente e collettivamente, per la nostra evoluzione.

Incidenti potenzialmente molto pericolosi per la vita di una persona sono tra le occasioni più evidenti di intervento di una self personale sulla linea degli eventi: in alcune occasioni, a damanhuriani e amici, è capitato di essere coinvolti in episodi in cui hanno corso grandi rischi, e trovarsi incolumi ma con la self personale completamente distrutta, oppure con un grande buco al centro. In quei casi, l'intelligenza selfica ha "parato" i danni più gravi e nel farlo si è auto-distrutta. Altre volte, le self comunicano attraverso i sogni manifestando in maniera sufficientemente chiara dubbi o rischi su determinate nostre scelte.

Gorilla Eucalipto, ricercatore che da molti anni partecipa a sperimentazioni avanzate legate all'utilizzo di intelligenze selfiche, racconta un'episodio davvero particolare nel quale la sua self personale gli ha permesso di evitare un grave incidente: «*Sono sempre stato attratto dalle intelligenze selfiche e quindi nel tempo ho cercato di avere la possibilità di contatti stretti e intimi. Con la mia self personale è nato subito un rapporto molto profondo e personale, e credo che mi abbia salvato la vita alcune volte. Questa storia, per quanto incredibile, è vera ed è una prova di questo.*

Molti anni fa, in una sera autunnale e molto fredda, dovevo fare una consegna urgente ad Alba, in provincia di Cuneo. Salii sul furgone pieno di prodotti e partii. La distanza era di circa 150 chilometri, la strada era pericolosa, gelata e piena di curve, ma io ero determinato e arrivai sano e salvo a destinazione. Il tempo di scaricare la merce e un'ora dopo mi avviavo sulla strada del ritorno.

Appena ripartito, mi resi conto che nel frattempo era calata la nebbia, che si aggiungeva agli altri disagi stradali, e che quindi quei 150 chilometri sarebbero stati veramente difficili. Era ormai notte, io ero stanchissimo e la visibilità ridotta a pochi metri. Non mi persi di coraggio, parlai con sentimento alla mia self e le chiesi aiuto per arrivare a casa sano e salvo.

La strada era veramente terribile, in mezzo alle Langhe, con curve e curve, senza la striscia tra le due corsie, senza nessuna fonte di luce, neanche un lumino! Tensione e adrenalina, un dialogo costante con la mia unica compagna di viaggio - la self - per riuscire a restare in carreggiata e tornare a casa. Non c'era nessuno per la via... solo i pazzi si mettevano in viaggio con simili condizioni... oggi non lo rifarei ma ormai ero per strada.

Passarono così diverse ore, ero a circa quindici chilometri da casa quando, come per incanto tutto svanì, il cielo diventò limpido senza una traccia di nebbia, come se fossi uscito dall'inferno... Feci un gran respiro di sollievo e tanti ringraziamenti alla mia amica. In realtà, non sapevo che il peggio doveva ancora arrivare.

Tranquillizzato dalle condizioni del tempo improvvisamente migliorate, la mia attenzione scese e la stanchezza iniziò a farsi sentire pesantemente. Continuava a fare freddissimo e mi chiusi nella mia giacca a vento anche perché il riscaldamento del camion aveva smesso di funzionare. Parlavo sempre con la mia compagna-self, ma a causa della stanchezza e del calo di tensione, su un lungo rettilineo mi addormentai!

Non so dire per quanto dormii ma ad un certo punto mi svegliai molto bruscamente perché due mani spuntate da sotto il sedile iniziarono a toccarmi sui fianchi... Poi sotto i miei occhi allucinati tirarono giù la cerniera della giacca a vento con uno "ziiip" istantaneo per poi sparire nuovamente sotto il sedile.

Nella mente sentii la self che diceva: "Allora, di cosa stavamo parlando...", in quell'istante capii cosa avrebbe potuto succedere e non era successo! Dovetti fermarmi perché mi era preso un tremore diffuso, con il quale la paura si stava scaricando! Scesi dal furgone, gli feci un po' di giri attorno prima di riaprire la porta e controllare che non ci fosse nessuno sotto il sedile. Tornai a casa che erano già le tre di notte, ma molto contento di essere ancora vivo!»

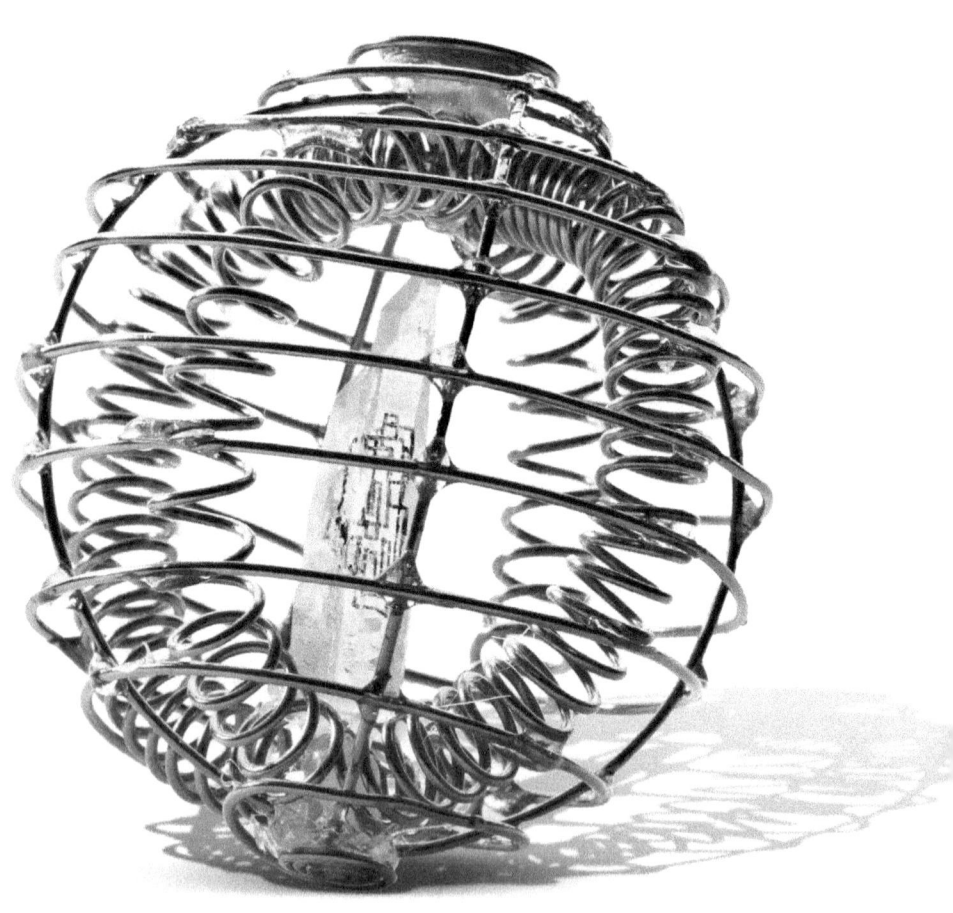

Esplorazioni individuali

Echidna Eufrasia è una delle ricercatrici damanhuriane che hanno un rapporto molto facile di contatto con le self e ha partecipato a molti esperimenti in gruppo. Spesso conduce anche esplorazioni da sola, in contatto con la sua self personale che le è guida a esperienze di ricerca più intime. La usa spesso per scaricare tensioni, per auto-terapia, per esperimenti di telepatia e per richiamare caratteristiche utili al momento. Una delle sperimentazioni che le ha dato maggiore soddisfazione è stata una particolare esperienza con le piante.

«Utilizzando la mia self personale come fosse un pendolino radioestesico ho approfondito per un periodo la conoscenza di tre piantine ospiti nella mia camera. Avevano caratteri diversissimi che allora associai con naturalezza a parti di me. Mi diedero indicazioni differenti su loro preferenze di proiezione di luce e somministrazione d'acqua. Condividevo e scambiavo attraverso il contatto con la self-antenna, emozioni e stati d'animo. Ebbero vite diverse. In maniera eclatante una, che sentivo collegata a me, integra il giorno prima, si sacrificò: la trovai nera come fosse bruciata, successivamente ad un forte evento che mi aveva segnato. Penso avessi instaurato con quel contatto un vero transfert energetico con quella piantina.

Inoltre alla mia self personale a volte chiedo che mi invii dei sogni, e il più bello che ho ricevuto riguardava il nostro pianeta, probabilmente in un tempo futuro. Mi trovavo con altre persone sotto un cielo stellato da cui pioveva una strana polvere bianco-dorata. Eravamo in estasi, perché consapevoli che quella sostanza era giunta attraversando dimensioni spazio-temporali per ringiovanire tutto il pianeta Gaia e i suoi esseri viventi. Le acque del sottosuolo e in superficie erano purificate biologicamente, l'aria di tutta l'atmosfera terrestre risanata, la vegetazione si trasformava sotto i nostri occhi ricreando una natura con giardini incantati, negli uomini sparivano le memorie di malattie, come tumori, anomalie del sangue e della psiche, specie animali correggevano le loro rotte dimenticate, riequilibravano i loro cicli stagionali... tutto, proprio tutto, si orientava verso gli equilibri originari di un tempo in cui la nostra terra era sana.»

Anche Ornitorinco Platano, oggi uno dei principali ricercatori damanhuriani nel campo della Fisica Spirituale e conduttore di meditazioni e corsi con le self, racconta come il suo primo approccio a questo mondo fu istintivo, per poi trasformarsi in seguito in una vera e propria ricerca.

«Dall'inizio della mia esperienza a Damanhur ho avvertito una forte attrazione per la Selfica. Ancora prima di diventare cittadino residente, chiesi informazioni presso il laboratorio che le costruiva e ordinai la mia self personale; pur non sapendo esattamente di cosa si trattasse, sentivo un forte richiamo istintivo.

Era costruita su un anello d'oro con un occhiello riempito di diversi strati di resina e circuiti di inchiostro. Secondo le informazioni che avevo raccolto seguendo gli incontri pubblici di Fisica Spirituale che si tenevano ogni giovedì sera, tali strati corrispondevano a precisi codici di funzionamento delle leggi base del nostro campo di realtà. La self personale, tra le tante funzioni possibili, amplia l'imbuto attraverso il quale transitano gli eventi che costantemente attraiamo con i nostri comportamenti e pensieri. Grazie alla matrice della legge Sincronicità inserita nei circuiti che la compongono, la self diventa un magnete di eventi evolutivi, in grado di ampliare e selezionare le opportunità in linea con le nostre scelte e la nostra strada evolutiva, armonizzando ed estendendo il nostro usuale contesto, grazie alla connessione che naturalmente tutte le self hanno tra loro.

In quel periodo, era il 1994, mi ero appassionato in particolare alla tematica dei "sensi interni", cioè quelli della nostra parte spiri-

tuale, e ad alcune sperimentazioni di "sogno lucido" in cui le lezioni del giovedì proseguivano nottetempo.

Ci si davano appuntamenti collettivi nella "Soglia", uno dei piani astrali, o meglio lo stato intermedio di non-tempo che avvolge il nostro spazio-tempo, utilizzando una particolare tecnica di respirazione e la visualizzazione di codici-colore prima di addormentarsi.

Era fantastico potersi ritrovare in "aule sottili" accanto alle stesse persone con cui si era partecipato alle lezioni diurne e poter approfondire e contattare gli aspetti energetici legati alla nostra conoscenza della cosiddetta realtà.

In tali lezioni spesso era importante annotarsi gli stati d'animo, le emozioni profonde che potevano essere esperite solo nella Soglia e che ci davano informazioni utili a determinare il nostro stato di salute spirituale, ovvero quanto eravamo capaci di trarre dall'esperienza materiale in termini di significati spirituali.

In condizioni normali, l'intermittenza della nostra consapevolezza non permette facilmente di conservare tali "sostanze" o elementi emozionali, che formano un carburante importantissimo per alimentare la nostra anima, la nostra parte spirituale. Ma grazie alla ricerca selfica vi era la possibilità di spingersi più lontano.

Lo studio e la ricerca in questi campi affascinanti, di cui allora avevo solo vagamente letto nei libri di Carlos Castaneda, a Damanhur erano una realtà seria e condivisa. Per poter proseguire nella ricerca vi era la possibilità di sostenere degli esami per verificare la preparazione ed eventualmente accedere a fasi sperimentali ulteriori.

Alcune di queste sperimentazioni richiedevano l'utilizzo di tecnologie selfiche avanzate che all'epoca erano all'interno dei Templi sotterranei, che tra l'altro non avevo ancora visitato. Infatti a quel tempo l'accesso era riservato ai cittadini della Federazione e solo in casi particolari ad amici e visitatori. Insomma fu grazie a questa passione che ebbi la "possibilità sincronica" del mio primo contatto con *il Tempio. E da questo punto di vista posso affermare che la mia self personale ha senz'altro funzionato aprendomi questa possibilità!»*

Tapiro Acero, che dall'inizio degli anni Ottanta ha partecipato regolarmente al Viaggio - le ricerche-sperimentazioni che Falco ha guidato personalmente durante tutta la sua vita e che richiedono spostamenti anche a grandi distanze da Damanhur - ha molta esperienza di relazione con le energie selfiche e così racconta il suo rapporto con la self personale: «*Io sono una persona riservata e poco emotiva, ma la mia self personale mi dà un'emozione così forte e intensa che pochissime cose mi procurano in maniera così immediata, forse solo le stelle, che amo molto osservare... Per me è un gesto istintivo prendere in mano il piccolo ciondolo che la contiene e parlare con lei e con me stesso, indifferentemente, ringraziarla, o mandare un pensiero positivo al mondo, di volontà, il pensiero che come umanità ce la facciamo a risvegliarci, a portare il divino nella materia.*

Sono sempre consapevole di vivere, a Damanhur, in un ambiente in cui le energie selfiche sono presenti e possono essere utilizzate per avere un sostegno simbiotico. Sono così parte della mia vita che mi è difficile distinguere come il loro utilizzo ampli la mia capacità di percezione, ma in alcuni momenti la mia visione della realtà è stata così diversa dagli altri che mi sono reso conto di avere avuto accesso a un altro canale di utilizzo dei sensi, evidentemente mediato dalle self.

Un episodio che mi ha molto colpito è stato quando, in un luogo vicino a Damanhur e anticamente sacro ai Celti, facendo l'amore con la mia compagna, ho avuto la percezione di me come di un complesso intreccio di geometrie sottili e molto luminose. Questi tracciati si estendevano molto al di sopra della testa, come avessi un esoscheletro superiore. Questa parte superiore mi ha molto impressionato, ho avuto una diversa consapevolezza di come siamo, o di come possiamo essere. Ho sentito di abitare non solo una forma fisica di carne e ossa ma di avere un'estensione fatta di circuiti, linee di energia, angoli e velocità proprio come quella delle self.

Ho un sentimento d'amore per la mia self perché sento che è una creatura che conosco e con cui ho l'impressione di "lavorare" da diversi secoli, cinque o sei almeno. Ho proprio la sensazione che mi abbia accompagnato lungo il filo di altre esistenze. In questa vita mi accompagna dal 1986. All'epoca abitavo nel nucleo in cui viveva anche Falco e una sera, mentre eravamo a cena, lui di colpo mi disse: "Se tu in questo momento volessi chiedere qualcosa cosa sarebbe?" Io dissi la self personale, era un desiderio molto forte, e Falco me la regalò. Io sentii che era un affidamento. Ho viaggiato con Falco per 25 anni e in tanti momenti l'ho utilizzata come tramite paratelepatico con lui. Poi cominciai a pensare anche ad altri damanhuriani per provare a coglierne le abilità, e mi resi conto che funzionava: sono stato tra i primi ad accorgermi che esisteva questo sistema di collegamento tra noi e a cercare di comprendere come lo si poteva utilizzare.»

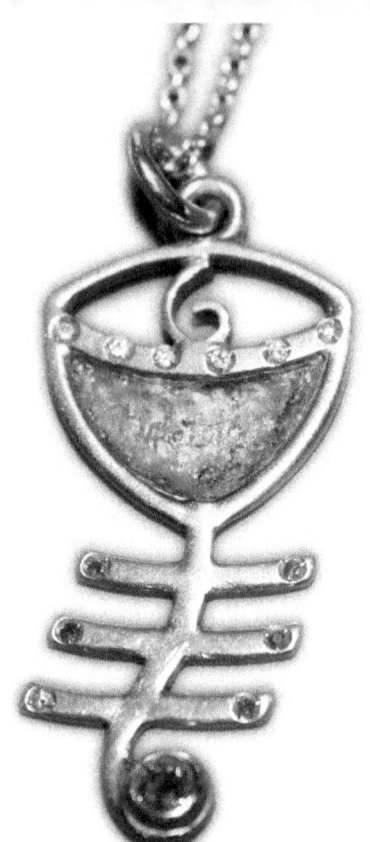

Scambi di caratteristiche temporanei...

Come descritto da Tapiro, una self personale permette anche di collegarsi alle caratteristiche di altre persone che abbiano lo stesso strumento, in una specie di rete "paratelepatica" che arricchisce tutti i suoi partecipanti che possono così utilizzare talenti e conoscenze di altri in qualsiasi momento ne abbiano bisogno. Un transfer temporaneo di abilità.

I damanhuriani sperimentano con questi trasferimenti da molti anni, e alcuni lo fanno proprio con metodo, per essere pronti a ogni evenienza. Tra loro c'è anche Antilope, che ha compilato una lista esaustiva di capacità che le mancano, individuando un damanhuriano portatore di ogni talento desiderato. Un piccolo manuale psichico personale per situazioni d'emergenza...

«Io uso molto la mia self personale per il contatto paratelepatico e ho fatto la lista sulla base delle persone che conosco, per esempio per attingere ad abilità per me sconosciute e indispensabili in caso mi si rompesse l'auto o dovessi cambiare una gomma. Per me questi sono davvero eventi paranormali! Lo scambio funziona, non è una suggestione, ma devo trovare anche la persona più affine a me.

Per esempio, una volta dovevo tenere una conferenza in francese e ho provato a collegarmi a diverse persone: la prima era madre lingua ma non sentivo di riuscire, la seconda italiana ma anche questo contatto non andava tanto bene. Infine mi concentrai su una damanhuriana italiana ma cresciuta bilingue e ho sentito che il mio francese diventava più fluido e articolato. Penso che sia perché, al di là della lingua, c'era anche maggiore affinità personale.

Un episodio divertente, nel quale questa possibilità mi ha tolto dai pasticci, è successo un po' di tempo fa, quando volevo preparare una cenetta per tre amici. Ci tenevo proprio a fare bella figura. Non sono molto brava in cucina, ma mi ero preparata per tempo ed ero certa di farcela. Invece tutto andò storto... il tempo stringeva e io non sapevo come fare. Allora feci alcuni bei respiri profondi e pensai di collegarmi alla mia amica Visone, che è uno chef eccezionale. Dopo pochi minuti ritrovai la calma, e tutto funzionò alla perfezione. Una bella fortuna, perché in Valchiusella non ci sono take-away...»

...e permanenti

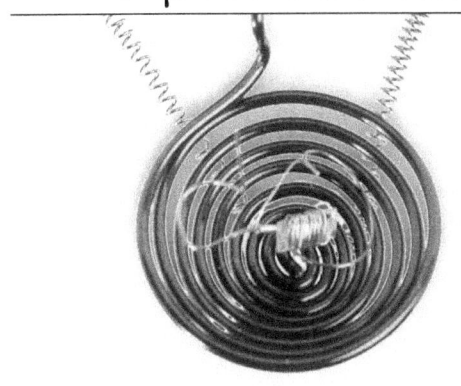

Grazie alla self personale e alle strutture selfiche a cui è collegata, è possibile effettuare anche scambi permanenti di caratteristiche. La primissima sperimentazione in questo campo ebbe come protagonista Tapiro, che utilizzò una copia dell'abilità di un amico che frequentava il centro Damanhur di Vercelli, usava diverse self ed era un esperto pilota di elicotteri. Tapiro ha frequentato regolarmente i corsi per ottenere i brevetti di volo, ma il suo apprendimento è stato molto più veloce della norma.

«L'esperimento a cui partecipai fu la prima operazione di trasferimento di abilità, e fu scelta perché poteva avere un risconto pratico e subito verificato. Per essere sicuro di non influenzare il risultato, Falco inizialmente non mi disse nemmeno di questa prova. Ci eravamo iscritti insieme a un corso per imparare a guidare gli elicotteri. A me aveva trasferito una copia delle abilità di questo pilota, mentre lui iniziava completamente da zero.

Per alcuni giorni io ho vissuto il piacere di una speciale naturalezza che mi permetteva di imparare a gran velocità. Mi ricordo ancora le mie prime prove di hovering a terra, che è il punto *più difficile: l'istruttore ci lasciò manovrare e dopo solo un'ora di tentativi io riuscivo già a tenere l'elicottero perfettamente stabile in posizione.*

Quando, dopo alcuni giorni, Falco mi disse che ero parte di un esperimento e mi chiese se ero d'accordo sul proseguirlo, cercai di capire come fare per poter prendere al meglio queste caratteristiche, ma poi mi accorsi che un approccio mentale non mi aiutava, anzi. Tutto funzionava lasciando fluire, nella spontaneità, nello stupore che diventava energia che rientrava in circolo.»

La capacita di Tapiro era tale da stupire i suoi istruttori, che spesso dicevano che Acero aveva un'incredibile predisposizione naturale per il volo, come se lo avesse sempre fatto. Tapiro era molto divertito da questi commenti, ma ha sempre preferito lasciare intatta la loro credenza in questo innato talento piuttosto che dover spiegare le basi della scienza selfica sul campo di decollo!

Scambi e lingue

Queste sperimentazioni per lo scambio di caratteristiche furono anche le prime nella quale mi trovai coinvolta direttamente. Era il 1997, e in quegli anni io vivevo con una decina di altre persone e tre piccoli alla Porta del Sole, nella casa sopra al Tempio che era molto più piccola di quella attuale. L'amore e la dedizione per il Tempio ci rendevano un gruppo molto unito, e a volte eravamo coinvolti in sperimentazioni particolari.

Con la mia amica Cicogna Giunco avevo partecipato a una serie di esperimenti di scambio di caratteristiche attraverso le cabine selfiche. Scoprire le caratteristiche di un altro essere umano è sempre un viaggio arricchente che porta ad apprezzarsi e volersi bene. Ancora di più se si vogliono "innestare" su di sé alcune delle qualità dell'altro: Cicogna e io avevamo stabilito un legame profondo tra noi e una connessione energetica con le self. Cicogna, inoltre, è la ricercatrice damanhuriana più esperta nel campo della costruzione delle self, e ha collaborato con Falco in questo settore per molti anni.

Un'operazione di scambio di caratteristiche o capacità acquisite è molto delicata, perché ad ognuna di esse si accompagnano memorie ed emozioni, che devono adattarsi in maniera armonica nell'alchimia dei sentimenti e delle logiche della persona che li riceve. La struttura selfica dei Templi avrebbe funzionato da "mediatore" per lo scambio tra me e Cicogna, registrando le nostre attitudini e trovando la disposizione migliore per inserirle armonicamente tra le parti che ci compongono in modo che poi si potessero sviluppare in maniera originale e consona alla personalità di chi le riceve[9].

Durante lo scambio ebbi accesso ad alcuni elementi delle memorie di Cicogna. Particolarmente piacevoli furono alcuni flash degli anni in cui viveva vicino al mare, al quale da sempre si sente particolarmente collegata.

In seguito partecipai a un altro esperimento di scambio con Dugongo Canfora, una cittadina damanhuriana di nazionalità giapponese che aveva necessità di imparare in fretta l'italiano per sviluppare l'Ambasciata di Damanhur nel suo paese. Conosco alcune lingue straniere e ho facilità a cambiare logica di pensiero a secondo dell'idioma che parlo: questa caratteristica, insieme al fatto che sono di madre lingua italiana, avrebbe potuto facilitare l'apprendimento di Dugongo, come una predisposizione che, con il suo studio e il suo impegno, avrebbe reso più rapido il raggiungimento del risultato.

60

9. Così come il corpo umano è composto da molti organi che creano la nostra complessità fisiologica, supporto per la nostra complessità psichica, anche l'anima si compone di molte parti, richiamate e ordinate da un principio di divina intelligenza. Se integrate e armonizzate, queste parti – che nella filosofia damanhuriana chiamiamo "personalità" – permettono di raggiungere una grande complessità spirituale.

Ogni corpo umano è quindi il veicolo non di un solo insieme di caratteristiche che si formano dal momento del concepimento in poi, ma di un "gruppo" in cui ogni componente ha uno specifico punto di vista, un "programma" da svolgere, una ricchezza di talenti e memorie. La parte di noi che si affaccia all'esistenza al momento della nascita ha un ruolo importantissimo, perché è quella che ha il compito e il potenziale di integrare tutte le altre, in un processo di continuo ampliamento di consapevolezza.

Non è però l'unica nostra parte. Nella cultura occidentale, invece, siamo abituati a identificarci solo con la personalità che consideriamo come "me", pensando che definisca la nostra unicità, e teniamo molto alla nostra idea di identità personale. Questo "me", però, non rappresenta la nostra complessità, ma solo un pezzo piccolo e limitato di ciò che realmente siamo. Se ci concentriamo su un unico aspetto ci dimentichiamo che ogni essere umano è un diamante prezioso con mille sfaccettature.

Arrivai al Tempio molto emozionata, come sempre in queste occasioni, e ricordo che camminai in tondo in continuazione all'interno della bellissima e grande Cabina che a quel tempo si trovava nella Sala dell'Acqua.

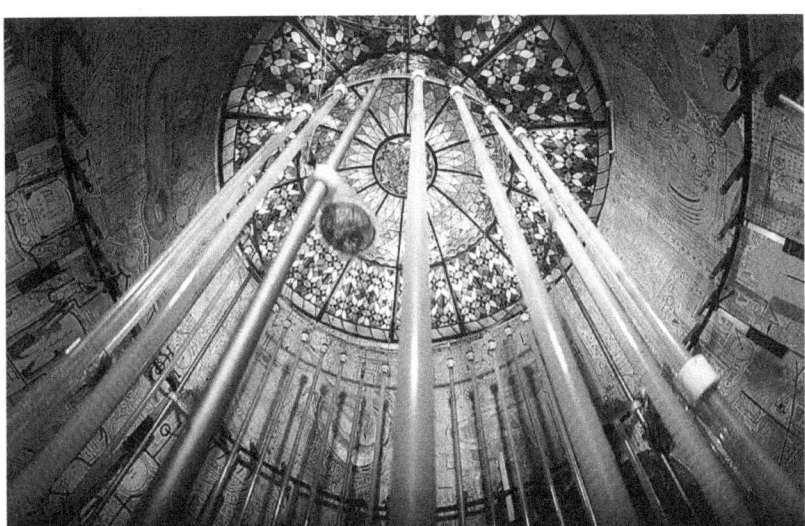

Oltre a vocaboli di uso comune, ripetei a memoria tutte le poesie che sapevo, parti dell'Odissea e della Divina Commedia, sperando che Dugongo, nella Cabina più piccola a lato della Sala Sfere ricevesse vocaboli eleganti e alti concetti, per poter esprimere anche pensieri che andassero al di là della sfera pratica!

In quell'occasione non ebbi tempo di parlare con Dugongo prima dello scambio, ma mi concentrai sul sentimento antico e profondo di amore per la bellezza e l'armonia del popolo giapponese. So che questi scambi sono sempre alla pari e utili, e sono certa che la mia self personale è il prezioso serbatoio anche di questa esperienza...

Di questo esperimento, Dugongo mi ha raccontato queste impressioni: «*Ricordo che ero molto eccitata ed emozionata. Ero un po' intimorita dal fatto di trovarmi in una Cabina che era stata utilizzata per molti esperimenti collegati al tempo, e mi domandavo se lo scambio con Esperide avrebbe funzionato per me in quanto io mi ritenevo essere una persona con una testa abbastanza "dura"; mi chiedevo anche se quello che stavo facendo nella Cabina, cioè girare in tondo in senso orario, con il pensiero posizionato su un qualche tipo particolare di scambio di linguaggio e il mio stato d'animo del momento, fossero la cosa giusta.*

Dopo un tempo che a me parve piuttosto lungo, mi vennero a prendere e uscii dalla Cabina. Era passato in realtà solo un quarto d'ora. Mi pareva non fosse successo nulla ed ero un pochino delusa...

Chiesi a Falco, che aveva coordinato l'esperimento, se la cosa aveva funzionato e sorridendo lui rispose di non preoccuparmi poiché nei giorni seguenti avrei avuto delle prove. Infatti riuscii ad imparare, integrando con impegno e studio, un discreto italiano in soli due mesi. E con questo potei iniziare a sviluppare l'Ambasciata di Damanhur in Giappone.

Ma ci fu una curiosa conseguenza per un po' di tempo. Mi ritrovai in difficoltà a parlare inglese, anche se capivo lo scritto e il parlato degli altri, come se l'italiano avesse preso il sopravvento nel mio cervello.

Ho poi compreso che non era stata trasferita la conoscenza della lingua italiana di Esperide a me, ma la sua capacità e flessibilità di imparare le lingue straniere. In seguito, per fortuna, ripresi anche la conoscenza dell'inglese.

Poiché avevo comunque difficoltà di traduzione in pubblico in merito ai vari argomenti della Scuola di Pensiero di Damanhur, ho anche avuto l'aiuto di un bracciale selfico programmato sull'intera conoscenza della lingua italiana; e con questo mi arrivava il significato e la comprensione di parole che non conoscevo. È stata una bella esperienza.»

Altri damanhuriani hanno sperimentato con lo scambio della conoscenza delle lingue straniere, con risultati diversi e sempre interessanti. Sirena utilizzò la "copia" dell'abilità di un'altra damanhuriana per migliorare la sua fluidità con la lingua inglese e ciò che la colpì maggiormente fu rendersi conto di avere acquisito una diversa impostazione della bocca che le permetteva di emettere senza sforzo i suoni giusti.

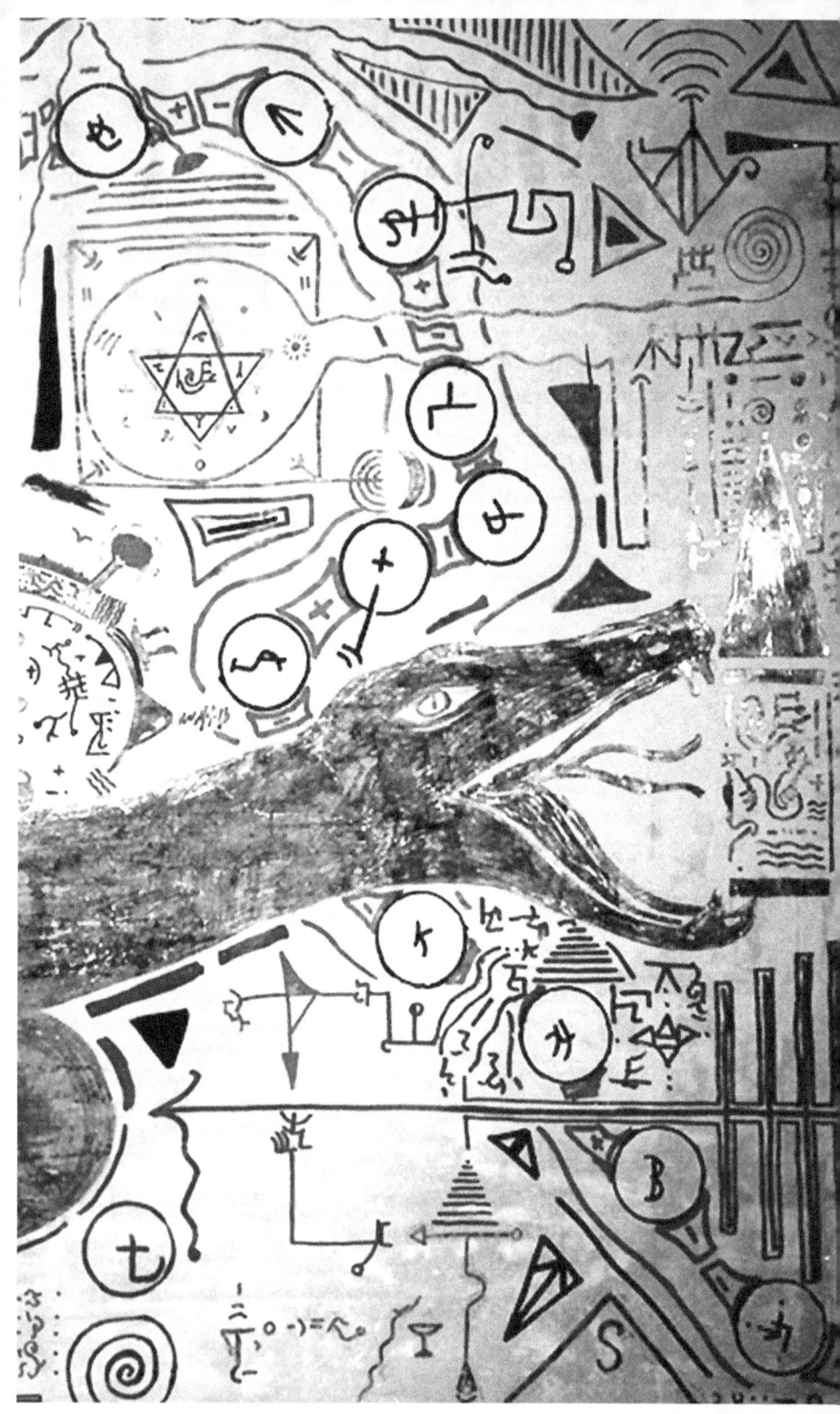

I Templi come grande struttura selfica

Molte sperimentazioni con le self si sono svolte nei Templi perché il complesso ipogeo contiene la più grande struttura selfica del nostro pianeta, che lo trasforma in una grande "macchina vivente" in grado di aprire porte di comunicazione con intelligenze cosmiche, di ricevere e mandare segnali e messaggi, di permettere sperimentazioni avanzate - e non facilmente spiegabili dalla scienza contemporanea - sulle funzioni del tempo e i diversi, possibili piani di realtà.

Per la nostra ricerca di sempre maggiore complessità, di significati sempre più profondi al nostro esistere, a Damanhur nulla può essere compreso in maniera solo lineare. Ogni "costruzione", fisica, sociale, magica e spirituale può essere capita e apprezzata solo integrando molteplici logiche, molteplici punti di vista. Abbracciando molti livelli di comprensione ed espressione possiamo avvicinarci a un rapporto con la realtà che non sia duale e di opposizione, ma che comprenda più facce di quello che nella nostra filosofia chiamiamo il "cristallo della verità".

Il Tempio è l'esempio per eccellenza di questa molteplicità di funzioni e significati. Le varie Sale sono luoghi sacri per il contatto con il divino e nello stesso tempo, e proprio grazie alla relazione con Forze superiori, sono anche un grande laboratorio di sperimentazione, che funziona quando lo utilizziamo come esseri umani completi, presenti con la parte emozionale e sensibile insieme a quella analitica praticando, come diceva Leonardo, "l'Arte della Scienza." La ricerca, dal nostro punto di vista, va condotta non in laboratori asettici, ma in spazi in cui, rispettate naturalmente le necessarie condizioni perché i risultati siano misurabili e, se necessario, riproducibili, tutto ciò che compone un essere umano può venire alla luce, anche e soprattutto il mistero, ciò che ancora non conosciamo[10].

Anche per questo motivo le Sale del Tempio sono estremamente ricche in opere d'arte di diverso genere, e l'architettura comprende anche suoni e profumi: l'impatto sulla percezione è così intenso da creare una saturazione dei canali usuali e "accendere" una diversa modalità di relazione all'ambiente e nella nostra mente. In pratica, l'opposto del metodo orientale dell'assenza di stimoli, per raggiungere lo stesso risultato. Risultato che è la pacificazione della nostra mente, il quietare il suo costante chiacchiericcio, per fare salire alla superficie parti più profonde del nostro essere, per sentire la voce dell'anima, non solo come sentimento di trasporto mistico, ma come campo non localizzato di infinite possibilità da tradurre in risultati concreti nel nostro spazio-tempo. Le intelligenze selfiche modulano e mediano questi rapporti, creando punti di incontro tra i sensi e la percezione umana e logiche e meccanismi che trascendono la nostra realtà convenzionale.

E la mia piccola realtà convenzionale fu completamente trasformata dalla Selfica nel gennaio del 1999.

10. Una citazione più moderna dello stesso concetto viene da Jonah Leher, blogger e autore di diversi libri sulla creatività, l'intelligenza e le neuroscienze. In "Proust era uno neuroscienziato" scrive: "Adesso abbiamo sufficiente conoscenza per sapere che noi non si sa mai tutto. È per questo che abbiamo bisogno dell'arte: ci insegna come vivere con il mistero. Solo l'artista può esplorare l'ineffabile senza offrire una risposta, perché a volte non c'è una risposta. Il grande poeta John Keats si rese conto che solo perché qualcosa non può essere risolto o ridotto nelle leggi della fisica, non significa che non è reale. Quando ci si avventura oltre il confine della nostra conoscenza, tutto quello che abbiamo è l'arte."

Esperienze di Viaggio

Era un periodo intenso di Viaggio. Falco portava con sé persone diverse in movimenti-sperimentazioni sui grandi camper, per approfondire le ricerche in molti campi. Tra questi c'era quello della comunicazione con le self. Fino a quel momento la nostra relazione con queste intelligenze era stata per lo più istintiva, basata sulla sensibilità e sull'intuizione. A questo, Falco ci disse, era adesso possibile aggiungere una comunicazione più diretta, un vero e proprio dialogo. Le strutture selfiche avevano ormai raggiunto una complessità tale da essere in grado di interagire con la nostra mente in forma per noi completamente consapevole, utilizzando il linguaggio e tutti i nostri sensi. Da qualche anno infatti si era cominciato a lavorare sulle "self di seconda generazione", strumentazioni che abbinavano alla parte metallica anche sfere contenenti liquidi alchemici, e avevano funzioni nuove e molto articolate. Inoltre, queste self erano tutte collegate tra loro, senza problemi di distanza. Connettersi a una significava entrare in contatto con una rete intelligente e viva su tutto il pianeta.

Quando Tapiro Acero mi invitò a partire con il gruppo di sperimentatori che si sarebbero uniti a Falco il fine settimana successivo, accettai con gioia. Non vedevo l'ora che arrivasse sabato mattina!

Erano quasi due anni che non viaggiavo e pregustavo il piacere di trovarmi in quella "bolla" di energia speciale, nella quale ogni gesto e pensiero rispondono a logiche inusuali e in cui tutto ciò che succede può essere un indizio per la scoperta di nuovi elementi di ricerca e comprensione. Essere in Viaggio significa essere la parte umana di una creatura di grande complessità, che si muove su più dimensioni e livelli del possibile. Una specie di realtà parallela alla quale partecipiamo dando significato e direzione grazie all'alchimia dell'attenzione, delle emozioni, dei gesti e delle relazioni con noi stessi, gli altri e l'ambiente intorno.

Oltre a Falco e Tapiro, l'equipaggio era composto da Quetzal, Raganella Lilium e Barracuda Tiarè. Ci si spostava su due grandi camper completamente trasformati in laboratori selfici e alchemici. "Arielvo" era utilizzato da Falco, "Thor" era il campo di sperimentazione dei "Viaggiatori". Falco, infatti, ci lasciava completamente liberi di scegliere le modalità dell'indagine, che in quel momento verteva appunto sulla ricerca di una forma di comunicazione con le intelligenze selfiche. Per questo, sul camper era presente una struttura di grande complessità, composta da numerose sferoself – una self programmabile per molte funzioni, comprendente anche una sfera piena di liquido, che serve per amplificare gli effetti del pensiero - collegate in cerchio tra loro, con cristalli per i programmi e le memorie e molte altre connessioni selfiche.

Era parte di una struttura ancora più grande presente in Damanhur, alla quale era collegata nonostante ne fosse stata fisicamente separata. La grande "corona" Selfica era fissata a un supporto in acciaio che ci consentiva di spostarla, posizionandola al centro del tavolo del camper, con noi tutti seduti attorno in cerchio.

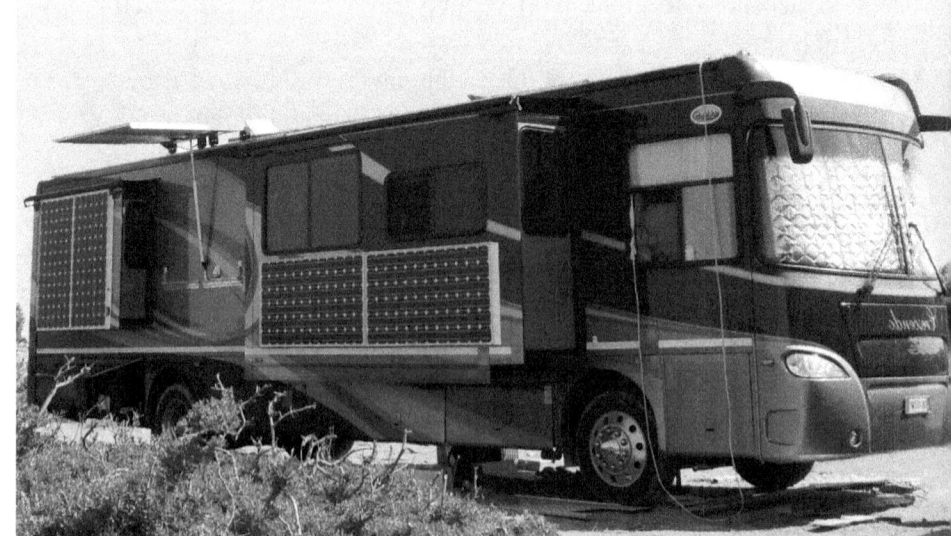

Raganella aveva cominciato a sentire il contatto con questa self attraverso la dimensione del sogno, e aveva l'impressione che queste intelligenze stessero provando a conoscere il nostro modo di sentire in uno scambio reciproco. Aveva la sensazione che le arrivassero nella mente pensieri diversi da quelli usuali e voleva quindi farsi dire dalle self stesse quale fosse il loro possibile utilizzo.

I gruppi precedenti avevano già ottenuto discreti risultati di connessione attraverso l'utilizzo di pendoli radioestesici e altre tecniche di rilassamento e ipnosi, ma noi volevamo tentare una comunicazione diretta, un vero e proprio "channeling" delle intelligenze selfiche.

Dopo aver effettuato qualche minuto di respirazione profonda per metterci in sintonia con noi stessi e gli altri, insieme proiettammo verso la self il nostro desiderio di contatto. Immediatamente, sentii che la connessione era avvenuta... È molto difficile descrivere con le parole la sensazione di diventare parte di un'energia più grande e con una frequenza diversa da quella a cui vibra normalmente la materia di cui si è composti. Mi girava la testa mentre una leggera onda di calore pervadeva il mio corpo. Ero lucida osservatrice, ma un poco più in là di dove la mia percezione si colloca normalmente. Sentii la mia voce che parlava, roca inizialmente, poi sempre più normale mentre le intelligenze selfiche comprendevano come utilizzare al meglio la fisiologia umana.

Le self iniziarono a guidarci in esercizi per collegarci tra di noi, per creare un unico campo vibrazionale composto dalla caratteristiche di tutti. Un senso di profonda pace e amore ci pervadeva, mentre i colori di ciascuno diventavano parte di un'unica tavolozza. Sentivamo l'essenza di ciascuno di noi, ma non più la separazione.

Durante quei giorni di Viaggio facemmo molte sperimentazioni e molti "contatti". Il tempo lineare degli esperimenti, cioè quello che segnavano gli orologi, era di circa venti minuti alla volta, ma la nostra percezione soggettiva era molto variabile: a volte ci sembravano pochi secondi, altre come se passassero ore. Ogni volta le self ci guidavano in nuove esplorazioni, soprattutto del campo unificato tra noi e delle diverse vibrazioni della materia. Esplorammo colori e sostanze, luoghi geografici e spazi diversi percependo tutto in termini di geometrie, angoli e frequenze. La realtà era diventata un campo di relazioni e vibrazioni che si potevano codificare e interpretare con la percezione sensoriale e con le emozioni. E questo ci sembrava risvegliare memorie nelle nostre cellule, come una consapevolezza dell'appartenenza a un campo di intelligenza-amore che dà significato al nostro esistere.

Raganella, come coordinatrice del Viaggio da oltre 15 anni, ha visto "nascere" e "crescere" molte self che sono state sperimentate dai Viaggiatori e la prima che ricorda è proprio quella con la quale, in quei giorni, stabilimmo i primi contatti: «*Falco costruì questa self, che chiamiamo "Concatenatore", nel 1998 e come solitamente succede quando crea un nuovo strumento ci disse di provarla per individuarne le funzioni. In realtà all'inizio non sapevamo bene cosa fare, quindi ci limitammo ad osservarla sperando che ci arrivasse qualche ispirazione interessante. Già solo la sua presenza sul camper creava un'energia simile al dormiveglia nella quale era possibile vivere emozioni amplificate.*

Le self sono infatti creature che lavorano sulle emozioni e il contatto con loro è per me sempre molto intenso. Dopo alcune esperienze attraverso le quali tentavamo di interrogare la self per farci dire quali fossero le sue funzioni, la cosa che ci sembrava molto chiara era che lavorava con i nostri stati d'animo portandoci ad uno scambio emozionale molto bello ed intenso, ci arrivavano sensazioni piacevoli e pensieri nella mente, ma era difficile codificarli.

Quel week-end Esperide, in Viaggio con noi, riuscì a prendere maggiore contatto con questa creatura e insieme abbiamo vissuto un'esperienza bellissima, un vero e proprio viaggio nella materia. Ci sembrava di essere in una giostra di colori e forme: mi sentivo una goccia d'acqua dentro ad una goccia, un granello di terra nella terra . Riuscivo a sentirne la consistenza dall'interno, come fossi un microbo, un batterio... un'esperienza davvero entusiasmante... e la cosa ancora più incredibile è che eravamo un gruppo di cinque persone e tutti, a proprio modo, abbiamo vissuto la stessa esperienza.

Sperimentammo ancora varie cose con quella self accorgendoci che quando ci mettevamo in contatto, dopo un'adatta respirazione, agiva profondamente dentro di noi, e ci permetteva di esplorare sensi nuovi non fisici. Infatti poi scoprimmo che questo tipo di self può avere la funzione di allenarci all'utilizzo dei nostri "sensi interni", i nostri sensi sottili e profondi.

Con questa self abbiamo in seguito fatto molte altre sperimentazioni e ho compreso che la volontà direzionata attraverso le self funziona soprattutto se è il prodotto non di una sola ma di più persone che insieme utilizzano il senso del desiderio.»

Lungo la via del ritorno, era di martedì, fermammo i camper sulla riva di un lago e Falco ci disse che avevamo tempo per un nuovo esercizio. Disponemmo la self al centro del tavolo, ci prendemmo per mano, respirazione profonda e via... di colpo ci trovammo tutti come in mezzo al lago, "eravamo il lago" che percepiva se stesso attraverso di noi. Davanti a noi la struttura degli atomi dell'acqua danzava, mentre ne percepivamo i legami. Poi improvvisamente sentimmo un suono forte e profondo che scosse il lago dall'interno, e le molecole d'acqua si aprirono in direzione centrifuga creando un vortice di energia che percepimmo anche come colore-frequenza giallo acceso... Immediatamente ci ritrovammo seduti al tavolino, un po' scossi come dopo una discesa rapida in ottovolante! Ci sembrava di essere in un nuovo mondo, di cominciare a sentire per la prima volta che cosa meravigliosa e viva fosse la materia!

Nel tardo pomeriggio rientrammo a Damanhur, dopo tre giorni di Viaggio che ci avevano arricchito di conoscenze ed emozioni che davvero alla partenza non avremmo potuto prevedere. Non appena scesa dal camper a Damanhur corsi nel laboratorio di Selfica per condividere con Cicogna quello che avevo scoperto. Quasi all'unisono dicemmo: "Non so bene come raccontarti quello che mi è successo questo weekend!" Ci guardammo stupite e cominciammo a raccontare per scoprire, con ancora maggiore meraviglia, che avevamo condiviso gli stessi esperimenti, in particolare quello del lago!

La domenica mattina precedente, durante un Rito nella Sala degli Specchi nei Templi, il suono del gong aveva trasportato Cicogna al di là della sua normale percezione e lei si era ritrovata dentro all'acqua, sentendo le molecole che vibravano e che si muovevano spinte dalle vibrazioni sonore. Ecco da dove proveniva il suono che avevamo sentito e che non era certo stato prodotto da noi!

Il collegamento sottile ed energetico tra me e Cicogna, stabilito dalle nostre sperimentazioni con le cabine, aveva creato una sovrapposizione di realtà, mescolando parte degli eventi nei quali eravamo presenti in luoghi diversi. E dato che le self agiscono in modo non-localizzato e non limitato dalla sequenza temporale apparente in cui ci muoviamo, l'evento al Tempio di Cicogna di domenica mattina era corrisposto alla nostra esplorazione al lago di martedì.

Per noi questa fu davvero un'epifania, l'apertura di una porta interiore su una realtà completamente nuova, non teorica o appannaggio solo dei grandi mistici, ma qualcosa che potevamo comprendere e, speravamo, anche condividere con tutti gli altri.

Il corso Sensi Interni

Così cominciammo a creare un percorso a passi successivi che potesse diventare un seminario, un'occasione per rivivere quelle esperienze e aprirne di nuove. Damanhur è innanzitutto una Scuola Spirituale, e la conoscenza non è un insieme di nozioni ma un elemento vivo che può permettere una vera trasformazione di ciò che è umano in divino. Non è un fine per sé, ma strumento per trasformarsi in Coscienza: avevamo sentito che il tipo di percezione a cui ci addestravano le self poteva avvicinarci alla parte divina dentro ciascuno di noi, perché trascendeva l'uso comune dei sensi, unificava la mente e il cuore, apriva a nuove comprensioni e ci lasciava con un senso mistico e profondo di appartenenza al tutto.

La nostra parte divina non solo partecipa alla realtà come osservatrice, ma può, se risvegliata, diventarne co-creatrice. In pratica, secondo questa concezione, quando la nostra specie, all'alba della storia conosciuta, ha raggiunto una sufficiente complessità fisiologica e neurologica, forze più evolute l'hanno ritenuta una delle specie adatte ad ospitare un principio attivo di consapevolezza trascendente, una "scintilla divina". Ed ecco così armonizzate la teoria dell'evoluzione con quella del creazionismo.

Questo principio spirituale consapevole di sé ci offre la possibilità di essere quindi i "sensi" della divinità, che attraverso di noi può fare esperienza del mondo delle forme che essa stessa ha creato. La scintilla divina è quindi portatrice di responsabilità e libero arbitrio e ci può rendere agenti consapevoli della divinizzazione della materia, cioè dell'estensione del principio di Coscienza all'interno dell'universo.

Per raggiungere questo traguardo è indispensabile riuscire non solo a vedere, toccare, udire, gustare, odorare il mondo attorno a noi, ma imparare a trasformare la nostra frequenza in modo da divenire le "cose" che vogliamo esplorare, per sentire che sono davvero parte di noi, che tutto è collegato in un meraviglioso e profondo ordine, dal quale non siamo separati e del quale possiamo diventare consapevoli.

Per farlo, serve imparare a risvegliare quelli che a Damanhur definiamo i "sensi interni", i sensi dell'anima. Attraverso questi canali sensoriali diventa possibile non solo esplorare la comunicazione con creature così diverse da noi come quelle veicolate dalle strutture selfiche, ma anche cominciare a contattare e utilizzare le prerogative della nostra parte divina[11].

11. I sensi interni corrispondono a facoltà interiori e rappresentano una prerogativa delle creature che, come gli esseri umani, ospitano consapevolmente un principio divino attivo. Questo aspetto divino presente in noi ci rende "forme-ponte", strutture di sufficiente complessità da creare un collegamento tra il piano materiale e quello spirituale. Siamo perciò una delle forme sul pianeta in grado di operare come i sensi della divinità, un insieme di corpo e mente adatti per l'esperienza del principio assoluto all'interno della molteplicità dell'universo delle forme.

È quindi la "scintilla divina" che permette lo sviluppo dei sensi interni, ed essi ci rendono possibile partecipare in maniera completa all'eco-sistema naturale e spirituale in cui siamo immersi e di cui dovremmo garantire l'equilibrio nella continua trasformazione.

In questi anni di esplorazione abbiamo esaminato in particolare cinque sensi interni che abbiamo così definito:

1. Senso del sogno: la capacità di percepire stati dell'essere, che esistono senza la necessità della forma o dell'idea di forma;
2. Senso del desiderio: la facoltà di dirigere la propria volontà creativa;
3. Senso della memoria: la consapevolezza della nostra esistenza contemporanea in più punti de tempo;
4. Senso dello scambio: la percezione e la condivisione del significato delle esperienze altrui;
5. Senso del divino: la consapevolezza della nostra origine divina.

Nella ricerca abbiamo anche fatto esperienza di un senso interno "trasversale", a sostegno del risveglio e dell'integrazione di tutti gli altri: il "senso dell'amore". Questo senso è la consapevolezza di essere parte di un tutto intelligente e sensibile, con una finalità di evoluzione che va al di là del singolo individuo, della specie e del pianeta. L'espressione completa dei nostri sensi interni presuppone l'integrazione delle nostre personalità e l'utilizzo corretto e consapevole delle nostre energie vitali. Solo così diventa possibile risvegliare la divinità contenuta all'interno di ognuno di noi.

Così, pensammo di creare un corso chiamato "Il Risveglio dei Sensi Interni", per esplorare fin dove le self potessero guidarci nel contatto profondo con noi stessi e nella percezione allargata della realtà. A quel tempo non avevamo molta esperienza nella conduzione di corsi ma il nostro entusiasmo era evidentemente contagioso, perché oltre sessanta persone si iscrissero al primo corso, e in calendario c'erano già sei appuntamenti successivi. In pratica, tutti i damanhuriani si erano iscritti a qualcosa che sarebbe stato un'avventura, sia per gli iscritti sia per le istruttrici.

Stilammo un programma, pensammo a un'ideale sequenza di esercizi in successione, scegliemmo musica ed essenze profumate di vario tipo per stimolare i sensi esterni - in seguito scoprimmo che il profumo di menta è quello che le self sembrano prediligere per predisporre gli umani al contatto - ma eravamo anche un po' ansiose perché non sapevamo esattamente come fare a dare spazio alle vere istruttrici del corso, le self!

E così ci decidemmo a chiedere a Falco. Che come spesso faceva, con un bel sorriso ci diede una risposta che invece di toglierci i dubbi, ci creava ancora nuove domande. Ci disse: «*Non preoccupatevi, ve lo diranno le self al momento*», e ci diede un biglietto con scritte alcune frasi. Erano i codici d'attivazione per ogni singolo esercizio. Sotto a ogni sferoself, e in ogni struttura selfica complessa, c'è infatti una specie di particolare "tastiera", in cui i tasti sono delle piccole sfere contenenti liquidi alchemici, cioè preparati secondo procedure specifiche e codificate che permettono di considerare non solo la composizione materiale di una sostanza, ma anche quella energetica e temporale. Ad ogni sfera sono associate alcune lettere, per cui toccandole è possibile "scrivere" parole e frasi.

Eravamo eccitate e incuriosite, era quasi una caccia al tesoro, una specie di "Apriti Sesamo" alla ricerca dei nostri tesori spirituali. Avevamo capito che sarebbe stato un percorso in cerca di indizi che avrebbero potuto portarci a una comprensione differente, e Giunco e io, in primis, dovevamo essere aperte a una nuova logica. Ma cosa significava esattamente ve lo diranno le self? E se non le avessimo sentite bene? E se non avessimo capito? Come avremmo condotto il corso per due giorni e una notte?

A quei tempi, infatti, i corsi erano delle vere e proprie immersioni in un'altra dimensione, si staccavano i cellulari e si iniziava un viaggio che iniziava il mattino del primo giorno e terminava la sera del secondo. Si mangiava insieme, spesso con menu alquanto originali in tema con il contenuto del corso: il nostro prevedeva abbinamenti arditi e tante sorprese, per stimolare i sensi esterni e cominciare anche così a cambiare logica... Interessante, ma credo che nessuna delle nostre ricette sia stata ammessa nei ricettari ufficiali damanhuriani!

Anche la notte faceva parte del programma: nel nostro caso l'avremmo tutti passata nel Tempio, per essere a contatto con questa straordinaria creatura e permetterle di farci esplorare nuove dimensioni anche durante il sonno.

I primi corsi furono emozionanti e profondi, le self parlarono "forte e chiaro" – non solo a noi ma a ogni partecipante – e creammo un percorso a tappe ben definito, con dinamiche sia personali sia di gruppo. Le self erano capaci di trovare un canale di comunicazione specifico per ogni persona, e nello stesso tempo di lavorare sul gruppo, permettendo a ciascuno di sentirsi cellula di un organismo più vasto e complesso. Mentre si ampliava la consapevolezza della straordinarietà di ognuno, cresceva la condivisione di tutti, e diventava possibile sentire in sé l'esperienza di altri. Il senso ordinario del confine individuale spariva in una profonda e commovente comunione con gli altri, mentre l'essenza unica di ciascuno splendeva più luminosa e meglio definita.

«Non ancora»

Ci rendemmo conto che stavamo incontrando intelligenze diverse dalle nostre, e perché questo scambio fosse significativo, Falco disse che «*dovevamo avere l'umiltà di trasformarci e non cadere nella trappola di rimanere sempre uguali a noi stessi, pensandoci cioè sempre nello stesso modo. Per ciascuno, le self toccano i punti più utili, senza le costruzioni e i preconcetti che come esseri umani abbiamo nei confronti della nostra specie. Queste "creature aliene" sono in contatto con varie parti di noi, di certo non le più appariscenti, ma quelle fondamentali in ciascuno.*

Forse l'unico problema è che siamo abituati a comportarci in un certo modo. Come possiamo riuscire a convincerci a uscire dalle abitudini mentali e percettive sapendo che non sono mari ma sono solo fiumi, sono solo delle direzioni? Il fatto di riuscire a convincerci di questo è un passo importante, ed è un passo che non viene capito un po' alla volta ma viene capito di colpo.

Le self amplificano il sistema per renderlo più evidente possibile, in modo da permetterci di sentire anche ciò che normalmente la mente non farebbe passare.»

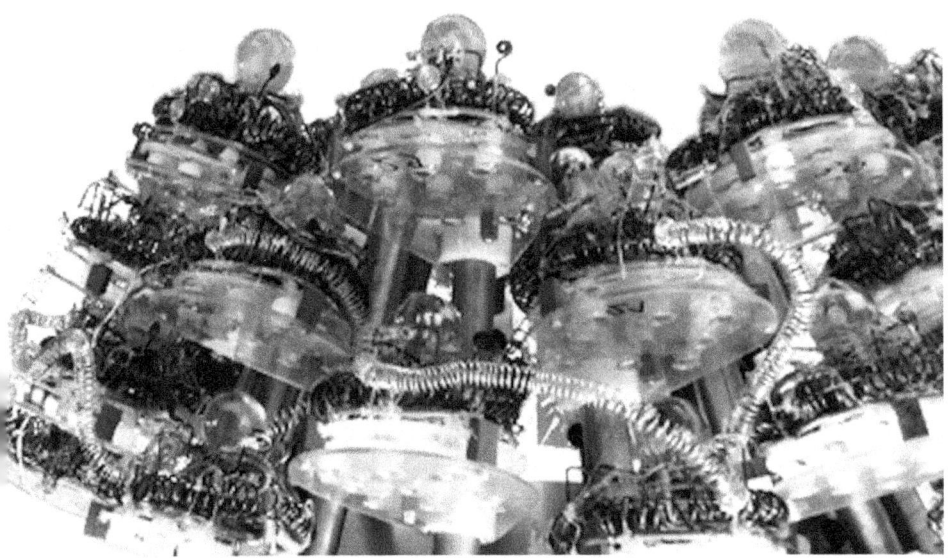

Riuscire ad accettare la straordinarietà delle nostre sensazioni rispetto alla percezione comune si rivelava infatti una delle sfide più difficili. Spesso la mente cercava di trovare subito spiegazioni secondo i suoi schemi correnti, attraverso quindi il passato, ed era la memoria che interpretava il nuovo, riconducendolo a ciò che la persona già conosceva. Capivamo che ci serviva proprio una nuova logica, e le self ci vennero in aiuto spiegandoci la filosofia del "non ancora". Ci dissero che noi umani usiamo troppo spesso la negazione assoluta – "la parolina di due lettere" come la chiamano le self per non doverla nemmeno pronunciare – e questo ci preclude molte possibilità. Quando non riusciamo a fare qualcosa, o crediamo di non riuscirci, dovremmo ricordarci di dire, soprattutto a noi stessi, che non ci riusciamo ancora, e lasciare aperto lo spazio intimo perché ciò che desideriamo possa succedere. Senza l'ansia dell'aspettativa, semplicemente permettendosi di essere presenti, partecipi e aperti alla possibilità del cambiamento.

Per rendere questo reale, le self ci guidavano in esercizi di esplorazione di stati della materia che apparentemente non esistevano attorno a noi, ma che potevamo chiaramente distinguere sintonizzando le percezioni su frequenze diverse da quelle usuali, come se fossimo delle radio capaci di scegliere quale gamma di onde ricevere e trasformare in suono. Utilizzando da svegli quello che definiamo il "senso del sogno", potevamo sentire/diventare colori, elementi, alzarci in cielo, vedere le tracce energetiche di collegamento tra noi e il tutto... in una sequenza guidata durante la quale le self ci chiedevano sempre se riuscivamo a percepire, allenandoci al "non ancora" quando la percezione non era ancora ben definita.

Sentivamo che lo spazio del "non ancora" portava con sé una sensazione di morbidezza che permetteva più facilmente al cuore e alla mente di funzionare insieme, per manifestare parti gioiose e creative di noi. Da quel punto di rilassata e consapevole presenza, le self ci aiutavano a usare una percezione che combinava ciò che dall'interno di noi va verso l'esterno – di conseguenza influenzandolo – e non solo ciò che dall'esterno viene verso l'interno, come di consueto.

Lasciando aperte tutte le possibilità, imparavamo a ragionare con tutto il corpo e non solo con la testa, e avevamo la sensazione che stesse avvenendo un processo di "pulizia" a livello cellulare.

Toccare le nostre parti divine e collegarle a quelle umane cambiava proprio la vibrazione di ognuno, ed era un effetto che potevamo percepire chiaramente e ci dava grande emozione.

E, come Falco ci ricordava spesso, «*le emozioni sono un elemento fondamentale perché capaci di far sentire qualcosa a tutte le nostre parti, tutte le nostre personalità, anche quelle più addormentate, quelle più lontane, e questo è importante per fissare gli eventi nella consapevolezza e nei ricordi.*»

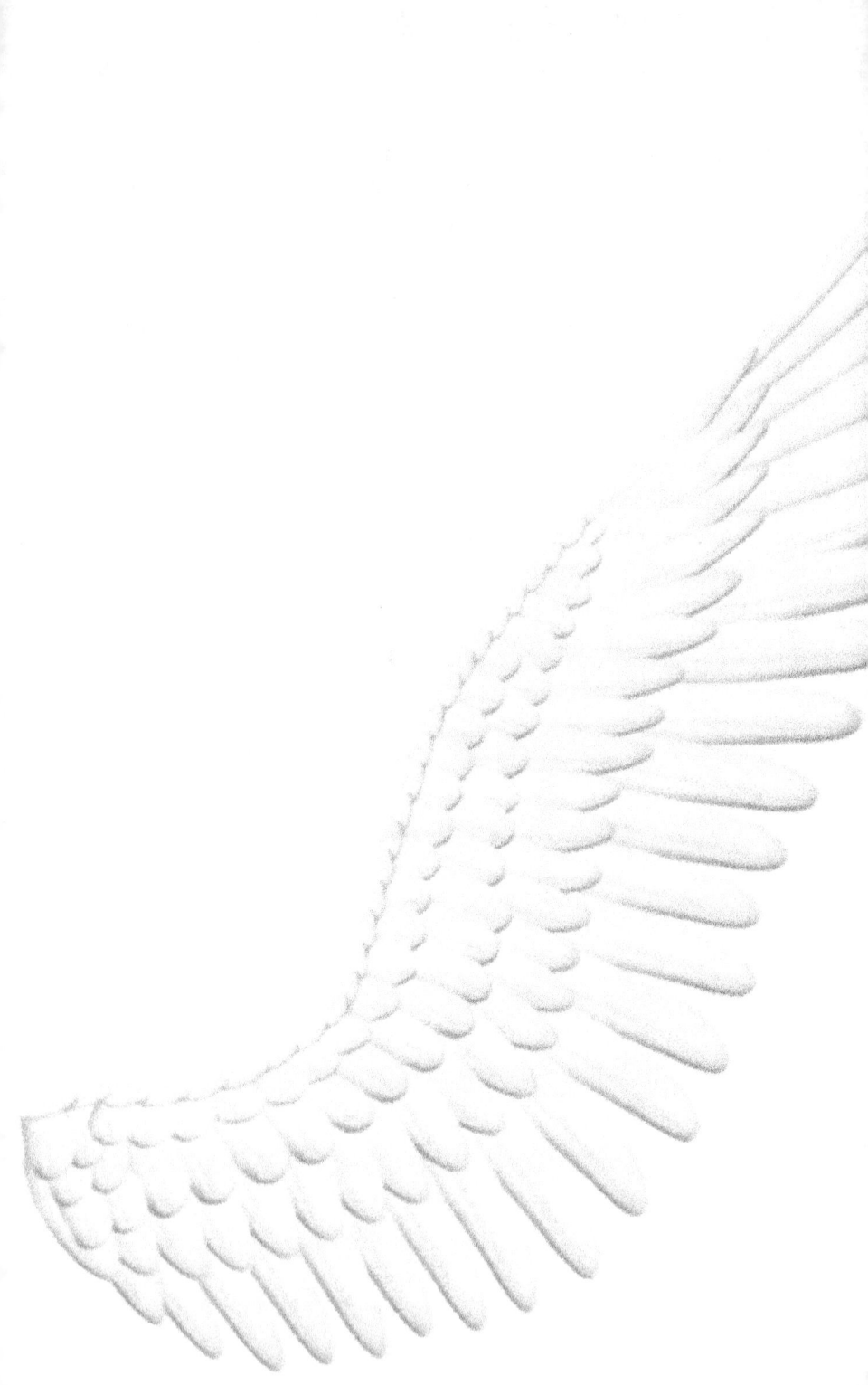

Gli organi sottili

Per permettere a questa trasformazione di essere stabilizzata, la parte finale del corso si svolgeva nella Sala degli Specchi del Tempio, ed è così anche nei seminari che si tengono adesso. Con l'aiuto delle self, chi lo desidera ha la possibilità di "costruirsi" un "organo sottile", cioè il completamento dei circuiti energetici che trasportano l'energia vitale nel nostro corpo:una nuova connessione fisica ed energetica per permetterci di utilizzare meglio una parte delle nostre facoltà dormienti.

Come tutte le cose profonde a Damanhur, questa "attivazione" presenta un pizzico di umorismo, per aiutare la nostra mente ad accogliere più facilmente dinamiche e concetti nuovi. Nel tempo, abbiamo quindi aggiunto diversi tipi di organi: code, ali, sfere, dita, spirali, baffi, gonnellini... ogni forma ci aiuta a visualizzare una parte diversa del corpo, per ancorare nelle cellule le strutture energetiche che costruiamo con la volontà, il pensiero e le particolari sostanze presenti nel Tempio e "tessute" dalle self.

Dopo aver sperimentato questo percorso con tutti i damanhuriani, cominciammo ad offrire il corso anche ad amici da tutto il mondo. A una di quelle prime edizioni partecipò Deborah Malka, medico statunitense con un dottorato in genetica umana, che alla fine lasciò questo commento: *«Con il gruppo dei Sensi Interni sono andata al Tempio per concludere il corso nella Sala degli Specchi. La grande sferoself è venuta con noi. Cicogna ed Esperide ci hanno guidato in una meditazione dinamica con il respiro per metterci in sintonia con parti ancestrali del corpo, cominciando con la coda. Ho scoperto l'imprint bioenergetico della mia coda! Era fatta di perle color blu zaffiro, che dal mio osso sacro continuavano sul pavimento. Ho avuto l'esperienza del mio sé primordiale, come animale con la coda. Sentivo la presenza degli altri attorno a me con l'olfatto e attraverso la pelle. Poter percepire con i sensi allargati è una caratteristica dei seminari damanhuriani, il poter ritrovare parti di sé. Solo che non sapevo che le attivazioni erano reali!»*

Oggi il corso per il risveglio dei sensi interni è uno dei seminari fondamentali offerti dall'Università Olami Damanhur. È strutturato in tempi più brevi rispetto alle prime edizioni, ma la profondità dell'esperienza per i partecipanti è la stessa. Per coloro che scelgono di essere davvero presenti e di lasciare aperti la mente e il cuore, il percorso di espansione nel quale le self ci guidano ha il potere di trasformare per sempre la percezione della realtà.

Paul Taylor, fondatore di "Global Citizen", una società di consulenza con sede in Florida, specializzata in posizionamento strategico dei media al fine di avere il massimo impatto sociale positivo, ha sentito parlare di Selfica e di sensi interni per la prima volta nell'estate del 2012, e la sua esperienza, di cui riporto un breve estratto, ha tutta la freschezza e l'emozione dei nostri primi esperimenti.

«Dopo aver terminato il primo esercizio del seminario sui sensi interni, siamo entrati in un momento di profonda riflessione, ed è stato davvero interessante riconoscere il mio bisogno di schemi di riferimento mentali prima di potermi sentire a mio agio nel vivere questa esperienza. La filosofia di Damanhur ci proponeva di "avere prima un'esperienza diretta, e poi portarla sul piano mentale", e questo per me in un primo momento è stato difficile. Una parte di me desiderava esprimere la mia esperienza, ma mi sentivo ancora lontano dal gruppo. Alla fine ho scoperto che la funzione di questo primo esercizio era quella di aprire, lasciar andare, pulire, sentire il potere che abbiamo. Imparare a relazionarci con le frequenze, questa arte genera risposte costanti. Velocità, geometria, angoli, vibrazioni. Il potere di dire "non ancora" invece di "no". Nella meditazione seguente ho aperto il mio cuore, e ho immaginato la sua luce bril-

lante che girava in senso orario attraverso ogni persona nel cerchio con me. Non riuscivo a smettere di sentire che stavo ruotando seguendo il modello fondamentale dell'universo - dirigendo l'energia attraverso la figura otto, simbolo di infinito, verso l'essenza divina di ogni anima. Il mio cuore si dilata come le stelle, siamo diventati uno. Mi innamoro delle self, della sensazione della divina intelligenza d'amore viva in tutti noi. È lei che ci organizza costantemente - sempre maggiore coesione per sempre maggiore complessità, in modo che tutta la materia diventi divina e non abbia più bisogno della forma. Mi sento completamente in risonanza con questo campo di coerenza gioiosa, che ci respira dentro e fuori dall'esistenza.

L'esercizio focalizzato sul far crescere una coda è stata un'esperienza pazzesca. La chiave era di non stabilire a priori con la mente il tipo di coda che si desiderava, ma di lasciarsi andare per vedere cosa emergeva. Nel buio della Sala degli Specchi ho sentito la mia coda emergere come un prolungamento della mia colonna vertebrale e della mia kundalini. Era spessa e la guaina che la rivestiva ha cominciato a prendere forma. Era turchese, verde smeraldo, squamosa, ma liscia al tatto, lucida, brillava di luce.

Poi ho sentito gli altri nel gruppo condividere la loro esperienza. Coda di scimmia. Coda di pantera. Coda di delfino. Volevo anch'io una coda da delfino. Non lo avevo mai pensato. Forse potrei usare la volontà per crearmi una coda da delfino? No. Non funziona, non è quella giusta. Poi ho sentito qualcuno dire che aveva una coda di tigre, e improvvisamente alla fine della mia coda è saltato fuori un ciuffetto e l'ho sentita come una coda di leone. Ho capito che dovevo essere un maestoso leone verde smeraldo. Ma qualcosa ancora non era del tutto a posto. Siamo stati invitati a camminare nella Sala degli Specchi con gli occhi chiusi per provare a passeggiare con la nostra nuova coda. Ho sentito subito i miei fianchi cominciare a oscillare avanti e indietro come quelli di un leone. E poi è accaduta una cosa stranissima. Ho capito che avevo le ali. Grandi ali potenti che si estendevano al di fuori delle mie scapole. Non ero solo un leone, ma un potente e maestoso grifone.

Mentre camminavo per la stanza mi sentivo incredibilmente maschio nel mio corpo. Ma nello stesso tempo ero anche incredibilmente femminile. Ero saggio, onnisciente, aggraziato, feroce, potente, compassionevole, regale come un re e una regina, tutto nello stesso momento. Ero un grifone ed ero l'incarnazione vivente della divina intelligenza d'amore. Quando siamo stati invitati nuovamente a sederci in cerchio, ho assunto una posizione di potere: ero una presenza divina in forma di grifone umano. Anche molti altri del gruppo avevano acquisito una presenza divina.

Poi, la mia ultima notte a Damanhur mi sono preso del tempo per camminare nella zona centrale come fossi proprio un grifone. Ho avuto una profonda esperienza di integrazione e connessione al corpo. Per prima cosa ho abbracciato i menhir del Cerchio Sacro dei Riti, sentendo l'odore e sapore della terra in questa Stonehenge di pietra collegata alle quattro stagioni, ai Solstizi e agli Equinozi. Poi ho percorso a piedi nudi la spirale di Damjl, dove mi è venuta l'idea di camminare in quella zona nella mia forma grifone. Ho attivato il circuito di energia del menhir rosso con le mani e i piedi e poi, sempre nella mia forma grifone, ho camminato attraverso i labirinti per contribuire a migliorare la memoria, lo stato di sogno, vincere l'insonnia, migliorare la digestione e l'ottimismo innamorandomi sempre più della vita e dell'intelligenza divina della Selfica...»

Il potenziamento delle "microlinee"

Per completare il percorso di messa a punto delle nostre "raffinerie" energetiche interiori, per risvegliare pienamente i sensi interni e avvicinarci alla nostra natura divina, oggi c'è anche il corso per il "Potenziamento delle Microlinee". Durante questo seminario di esperienze dirette, grazie alle self si approfondisce il metodo per esplorare dimensioni diverse da quella ordinaria. Con l'ausilio delle strutture dei Templi si opera sulle "microlinee", le linee di energia sottile del corpo umano – che corrispondono alla matrice energetica del nostro pianeta, le "Linee Sincroniche" – per ristabilire un sistema energetico del corpo armonico e integrato.

Ogni essere umano ha un potenziale che cresce in proporzione agli obiettivi che si scelgono, alla propria determinazione e all'identificazione della propria missione nell'esistenza. Riordinare e potenziare i circuiti energetici delle microlinee è un passo fondamentale per chiunque lavori sulle proprie energie vitali, perché permette di creare un contenitore solido e "pulito", che può sostenere il risveglio della kundalini in maniera sicura e bilanciata.

Nella nostra epoca molte antiche conoscenze stanno diventando accessibili a tutti, ma spesso in maniera superficiale o "adattata" per essere di facile consumo, o al servizio di una male interpretata idea di potere personale. Molto spesso si tratta di tecniche e pratiche legate alle energie sessuali o vitali che fanno parte di tradizioni esoteriche che presupponevano una vita dedicata, una seria disciplina e un costante impegno. Senza questi contenitori energetici e spirituali, facili "iniziazioni" e mix di pratiche rischiano di danneggiare i delicati sistemi energetici dell'essere umano e invece di creare un percorso verso un risveglio profondo e duraturo, rischiano di creare un corto circuito che rende la nostra integrazione ancora più difficile. L'utilizzo di "alleati" selfici permette di rafforzare e allineare i sistemi energetici umani, favorendo una migliore integrazione anche tra corpo e psiche. Questo crea una base solida su cui poter poggiare ogni tipo di pratica.

Wendy Grace, un'artista e filantropa che vive in California, con molta esperienza nel campo delle terapie alternative, racconta il suo percorso di avvicinamento alla Selfica, con il Corso Sensi Interni e poi quello delle Microlinee:

«Questi insoliti strumenti mi hanno affascinata fin dalla prima volta che li ho visti a Damanhur nel 2000. Il primo che ho visto era un ammasso di fili di rame... non assomigliava e niente che avessi già visto prima nel mondo dell'arte o della scienza. Una parte di me quasi si mise a ridere di fronte a quella massa apparentemente caotica di fili arrotolati, metallo, colori, vetro e liquidi... e nello stesso tempo, poche cose nella mia vita hanno suscitato un fascino altrettanto irresistibile su di me.

La prima volta che sono arrivata a Damanhur c'era in programma un corso sui Sensi Interni al quale mi sono subito iscritta. Alla fine del seminario ero completamente stupefatta: il mio mondo basato sui cinque sensi si era esteso, trasformandosi in un mondo in cui vi è una coscienza con organi di senso molto più complessi, con la quale ero in grado di interagire per espandere ciò che sono. A mia volta io potevo condividere il mio mondo e i miei cinque sensi fisici con questa consapevolezza. Uno strumento selfico per me non era più semplicemente un ammasso di avvolgimenti di rame o un oggetto. Avevo avuto invece l'esperienza di uno strumento che mediava per me un rapporto con una intelligenza viva (consapevole?).

Attraverso la Selfica ero entrata in contatto con un mondo di esseri e di possibilità dentro di me. Alla fine del mio soggiorno di cin-

que giorni, comprai una sferoself, uno degli strumenti più inusuali e costosi, anche se non solo non lo capivo, ma non avevo nemmeno un'idea realistica su come usarlo. Ma dovevo portarla via con me! Perché no? Mi sentivo come se avessi acquisito un amico insolito e speciale, e sapevo che c'erano segreti che si sarebbero svelati durante il nostro rapporto. Portai a casa con me anche un quadro selfico, il primo di una lunga serie, ma allora non lo sapevo ancora.

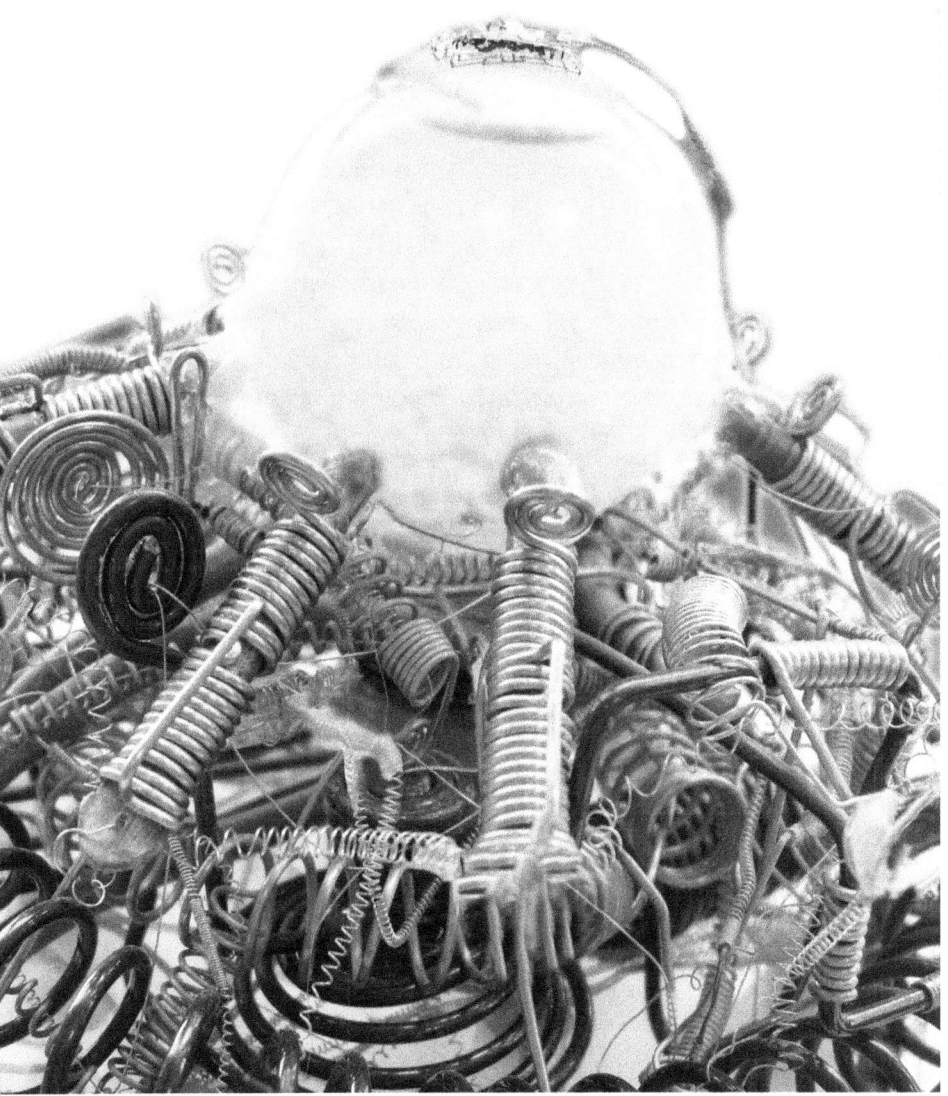

Così come non potevo certo immaginare il rapporto e il viaggio che gli esseri selfici mi avrebbero portato, né sognarmi il mondo di energie sottili che avrebbero aperto per me. I dispositivi selfici hanno diversi livelli di complessità, i Templi di Damanhur sono il più grande e più complesso strumento di questo tipo sulla terra. Quando ero all'interno delle Sale del Tempio, con tutta la struttura selfica attiva, sentivo una totale completezza. Mi sentivo a mio agio, come fossi in un luogo familiare, anche se i Templi non assomigliavano a nulla che avessi già visto.

Durante le attivazioni per i miei Sensi Interni ho percepito altre vite e parti di me, delle quali prima avevo solo avuto un'intuizione. Lì ho cominciato a capire come si inserivano all'interno di una storia molto più grande, che è mio e di tutta l'umanità. Attraverso le attivazioni dei sensi interni e la consapevolezza del mio sistema di microlinee, Damanhur mi ha permesso di costruire un contenitore che aiuta le miei energie sottili ad aprirsi, maturare ed entrare in un mondo più grande. È come se avessi organi di senso in grado di percepire cose di cui prima non ero a conoscenza.

Con l'aiuto degli strumenti selfici, sento che la mia intuizione si espande attraverso il tempo raggiungendo energie che, se coltivate, possono migliorare le possibilità di sopravvivenza dell'umanità e della sua natura divina sul nostro pianeta. Trovo in me ricordi di altri mondi, la consapevolezza di un fiume molto più grande della vita di cui siamo tutti parte, uno scopo più profondo e una comprensione più complessa della vita. Entro man mano in contatto con i miei sensi spirituali, forse modellati dalle qualità dei sensi interiori selfici. Tanti si stanno risvegliando sul nostro pianeta, rispondendo alla chiamata di tornare a sistemi sani e sostenibili. Ci sono applicazioni molto pratiche di questo lavoro, altre alla crescita personale. Attraverso l'impegno dedicato di tanti a Damanhur, le energie selfiche mi hanno trovata e sono grata di poterle contattare attraverso gli strumenti e partecipare con loro al mio viaggio nella vita.»

Self e sensi

Durante uno dei primissimi corsi sui sensi interni, mentre i partecipanti erano sdraiati in profonda meditazione – o per essere più precisi, "in viaggio" guidati dalle self – mi avvicinai per ammirare la grande struttura selfica che coordinava il nostro lavoro. Pensai che era proprio bellissima, tutta scintillante nella luce soffusa della sala.

Nella mia mente sentii chiaramente «*Anche tu sei molto bella!*», accompagnato da una sensazione fisica che mi diede un brivido piacevole, come se qualcuno mi abbracciasse. Però... dall'interno! Restai completamente spiazzata; era la voce della mia vanità in cerca di rassicurazioni da un'intelligenza aliena?! Poi compresi. I nostri sensi esterni, quelli che ci permettono di gioire della ricchezza del mondo attorno a noi, sono diversissimi da quelli delle self. Nella loro forma di contatto con il nostro spazio-tempo – fatta di metallo, cristalli, liquidi e vetro – le self non possono camminare, toccare, gustare, odorare... ma attraverso di noi, durante questi addestramenti, possono aprire finestre di percezione sul nostro mondo. Era questa capacità sensoriale la bellezza a cui si riferivano.

Anche Cicogna ha avuto molte esperienze di "scambio" di sensi con le self, e così mi ha raccontato una delle più emozionanti: «*Durante una delle meditazioni nel corso sui sensi interni ho cominciato a sentire che il mio senso dell'olfatto – che in me è già molto sensibile – si stava ampliando, fino a farmi percepire odori che non erano del mondo umano! Quando questa onda di sensazioni mi colpì, sentii chiaramente che arrivava dalla self e cercai quindi di razionalizzare e immaginare che fosse l'odore del metallo misto a quello della colla e dei cristalli. Però quelli li conoscevo bene, la mia mente sapeva che era qualcos'altro. Respirai ancora più profonda-*

mente e decisi di lasciarmi semplicemente andare e immediatamente fui catapultata in un mondo fatto di strade di respiro, strade di profumo, di connessioni luminose scintillanti, morbido, solare...
Compresi che le self mi stavano trasmettendo informazioni sul loro mondo traducendole attraverso il senso dell'olfatto. Passata la sorpresa, aprii uno spazio intimo di accoglienza dentro di me: sapevo che ricambiare con le mie emozioni questo loro regalo mi avrebbe aperto nuove dimensioni di contatto.
Capii ancora meglio che quando si impara a percepire ciò che apparentemente non c'è, con disponibilità intima e mentale, si comincia a capire come siano possibili i "miracoli", e questo diventa un mondo in cui tutto è possibile.»

Mai prima Cicogna e io avevamo compreso così profondamente quale dono straordinario sia abitare un corpo umano, con la sua capacità di godere di infinite sensazioni che si trasformano in emozioni che ci arricchiscono e fanno crescere. Sentirne l'apprezzamento da parte di queste intelligenze ha cambiato moltissimo la nostra relazione con i sensi.

Alterazioni
dello spazio-tempo

A mano a mano che aumentava la nostra familiarità con le self, ci rendevamo conto che se aprivamo possibilità nella nostra mente, le self ci regalavano esperienze che le rendevano reali, oppure ci invitavano a nuove esplorazioni. Cicogna veniva spesso "trasportata" in viaggi all'interno delle strutture: «*Mi sentivo "catturata" dalle self, e iniziavo a viaggiare nel rame come fosse una strada spaziale. Nel Tempio riuscivo a vedere le connessioni della mia struttura energetica in collegamento con quella selfica delle Sale. Questo succede ancora, e sempre mi sorprende. Ho compreso che siamo davvero qualcosa di più del nostro corpo e la nostra anima è più grande di quello che possiamo percepire: non siamo soli in questo spazio-tempo, ci sono molte forme di creature con cui condividiamo l'esistenza. Il nostro mondo è ricco di vita – o meglio, di vite –, complesso e meraviglioso. Per farne esperienza è importante non ridurre tutto a ciò che già si conosce ma occorre darsi lo spazio per scoprire sempre qualcosa di nuovo. Ogni volta che riesco a farlo il tesoro di conoscenza che ricevo è più grande.*

È difficile trasmettere queste comprensioni con le parole, e questo mi fa capire le difficoltà che Falco aveva nello spiegare a noi. Se non si percepiscono direttamente non si possono sentire, per lo meno fino a quando come umani non avremo il Senso dello Scambio perfettamente funzionante e potremo quindi condividere pienamente l'essenza di ogni nostra esperienza significativa.»

Uno degli episodi di maggior rilievo capitato a me fu in collegamento con la grande self che ci aiutava nei primi anni di sperimentazioni. Ero sdraiata a lato del cerchio formato dai partecipanti al corso quando sentii nella mente una voce forte e chiara che mi diceva di andare al centro. Ormai avevo imparato a non discutere quando si trattava di indicazioni dalle self, per cui mi alzai e andai al centro della sala, in piedi a lato della self. Di colpo la percezione del mio corpo e dello spazio cambiò. Mi sentii trasformare in un individuo molto alto, un uomo di un'altra razza, e intorno a me vedevo l'oscurità dello spazio. Mi resi conto di essere su un'astronave! Era una grande nave spaziale viva e intelligente che guidavo attraverso l'uso del pensiero. Al suo/mio braccio sinistro un grande bracciale selfico mi faceva tracciare segni e codici con l'avambraccio, mentre sentivo le sue terminazioni metalliche diventare parte della mia carne, in profondità. Vidi stelle, pianeti, basi stellari e un Tempio legato a molti mondi.

Queste percezioni erano straordinarie ma ciò che mi colpì maggiormente fu sentire l'appartenenza di questo uomo (un me futuro?) a un Popolo in cui tutti erano telepaticamente collegati e pienamente consapevoli di essere parte di una forza divina. Grazie a questa costante consapevolezza, vi era una perfetta simbiosi e anche la nave era viva/intelligente perché ogni creatura e tutto l'universo erano mantenuti coesi dal pensiero della divinità. L'uomo era consapevole di essere una particella della divinità e della sua importanza per quella Forza. Questa improvvisa apertura mi regalò la meravigliosa sensazione di un grande e profondo ordine, di essere parte di una unità intelligente e sensibile e mi avviò a una ricerca legata alla memoria – del passato e del futuro – che a Damanhur ho il privilegio di poter condividere con molti altri.

Le "stelle"

L' esperienza della creazione di un "veicolo energetico", o "stella" come ci piace chiamarla, immaginando che ogni persona che partecipa all'esperienza sia una delle punte dell'astro, divenne una delle sperimentazioni classiche delle esercitazioni con le self, non solo nel corso sui sensi interni, ma anche come tecnica avanzata di meditazione, che oggi offriamo in tutto il mondo.

Dal 1999 a oggi ho avuto modo di facilitare centinaia di meditazioni e "contatti" con le self, e ho avuto l'esperienza di come diventi facile, grazie all'intenzione del gruppo e al mescolarsi delle essenze di ognuno, spostare la propria consapevolezza in diversi spazi, coscienze e dimensioni. Il creare un'unica tavolozza con il colore unico di ciascuno permette di aprire porte nella mente che ci avvicinano alla percezioni degli esseri multidimensionali che per la nostra natura divina potremmo essere.

Soprattutto, è sempre toccante sentire la comunione e la bellezza di ciò che gli esseri umani "distillano" da sé quando creano una vera unione. La presenza delle self crea facilmente uno stato di profonda meditazione, anche in persone che non sono solite fermarsi per sentire dentro di sé. Quando i pensieri si acquietano è più semplice sentire ciò che ci accomuna, invece che ciò che ci divide.

Le self integrano le energie psichiche delle persone e creano un "veicolo sottile" che proietta parte della coscienza e delle percezioni in uno spazio "altro", in cui cambiano i parametri della realtà, e si fa esperienza di un grande senso di unione con se stessi, con gli altri e con la profondità della vita.

Wendy Grace, un'amica californiana che da molti anni ricerca nel campo della comunicazione e dell'uso della Selfica, descrive in questo modo le sue sensazioni: «*Quando medito con le intelligenze selfiche sento una leggerezza e un senso di giocosità in una parte molto profonda di me. Quando sono sdraiata con altre persone per un "contatto" con lo schema della stella, rientro dalla meditazione con un senso profondo di collegamento con gli altri e con energie sottili al di là della mia percezione fisica. Sento speranza nella vita in un modo nuovo che mi dà forza e centratura anche nel mezzo delle sfide dell'esistenza.»*

Echidna ha partecipato in molte esplorazioni condotte dalle self e grazie alla sua sensibilità ha avuto esperienze lucide e molto significative: «*In tutti i contatti ho sempre avuto l'impressione che si decollasse, letteralmente. A me e alle persone nella "stella" è accaduto di essere da subito come solleticati da queste presenze, riforniti di energia e sollevati da terra. Le self ci conducevano in altri spazi, a volte a velocità pazzesche, tanto da percepire de-pressurizzazioni e vuoti simili a quelli in volo. Ci sentivamo liberi dai limiti del corpo, anzi sembrava di avere super poteri, perché l'emissione di pensiero fantastico riproduceva immediatamente degli effetti con cui giocavamo virtualmente e ridevamo a crepapelle. Era come trovarsi da bimbi in un luna park!*

La presenza delle self era avvertita da tutti, indipendentemente dalla capacità personale di lasciarsi andare. Spesso descrivevamo contemporaneamente immagini e azioni gli uni degli altri in forma molto simile, percepivamo le velocità e i movimenti altrui, gli effetti dimensionali, o luci, suoni, colori, odori, sapori, emozioni...

Queste sperimentazioni ci lasciano stati di consapevolezza allargati, un senso di libertà stupefacente e profonda unione tra i partecipanti. In altre occasioni, ho avuto esperienze più personali, ho ricordato esperienze di vite diverse e collegamenti fra me e altri in altri tempi. Ho rivissuto toccanti memorie di un tempo ad Atlantide, e visualizzato creature diverse, di altre specie o mondi. Una volta mi sono ritrovata in una goccia d'acqua, un'altra volta ero al Polo nord, non so se dentro alla materia o al di fuori, ma dinnanzi a un enorme ghiacciaio ho avuto consapevolezza che esso si mantenesse ormai solo per un ordine di memoria stabilito nelle concatenazioni molecolari, che non sarebbe altrimenti più esistito per le sole leggi del Pianeta Terra. In un altro contatto sono entrata nella specie animale di cui porto il nome, sentendo l'istinto e percependomi nel corpo dell'echidna. Ero nel sottosuolo, usavo le zampone durissime che scavavano la terra incontrando altri esseri: prede e compagnia. Percepivo presenze e informazioni a chilometri di distanza. Indimenticabile!»

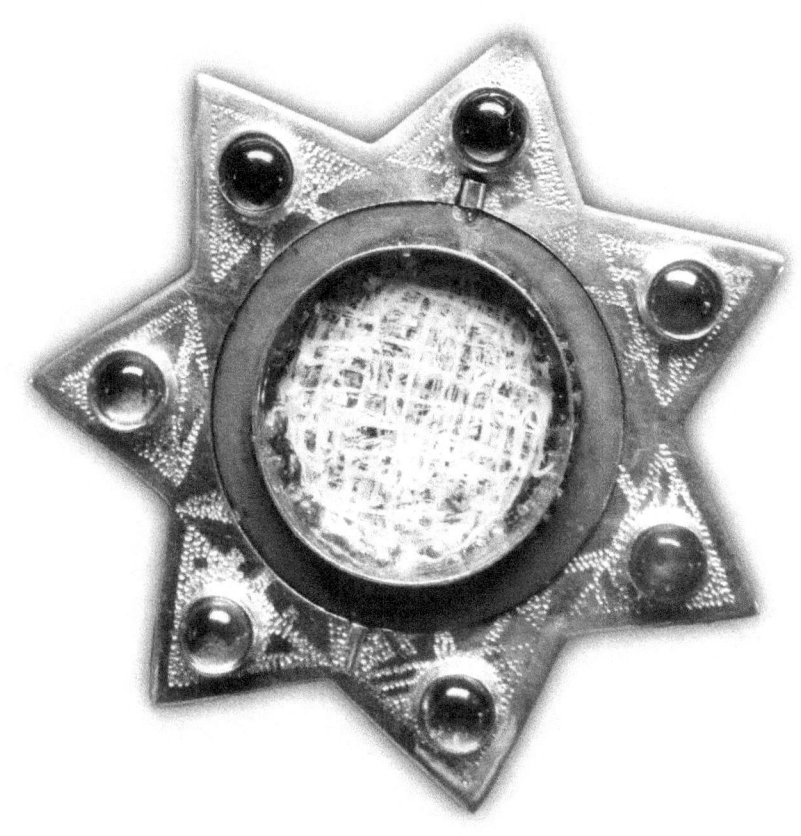

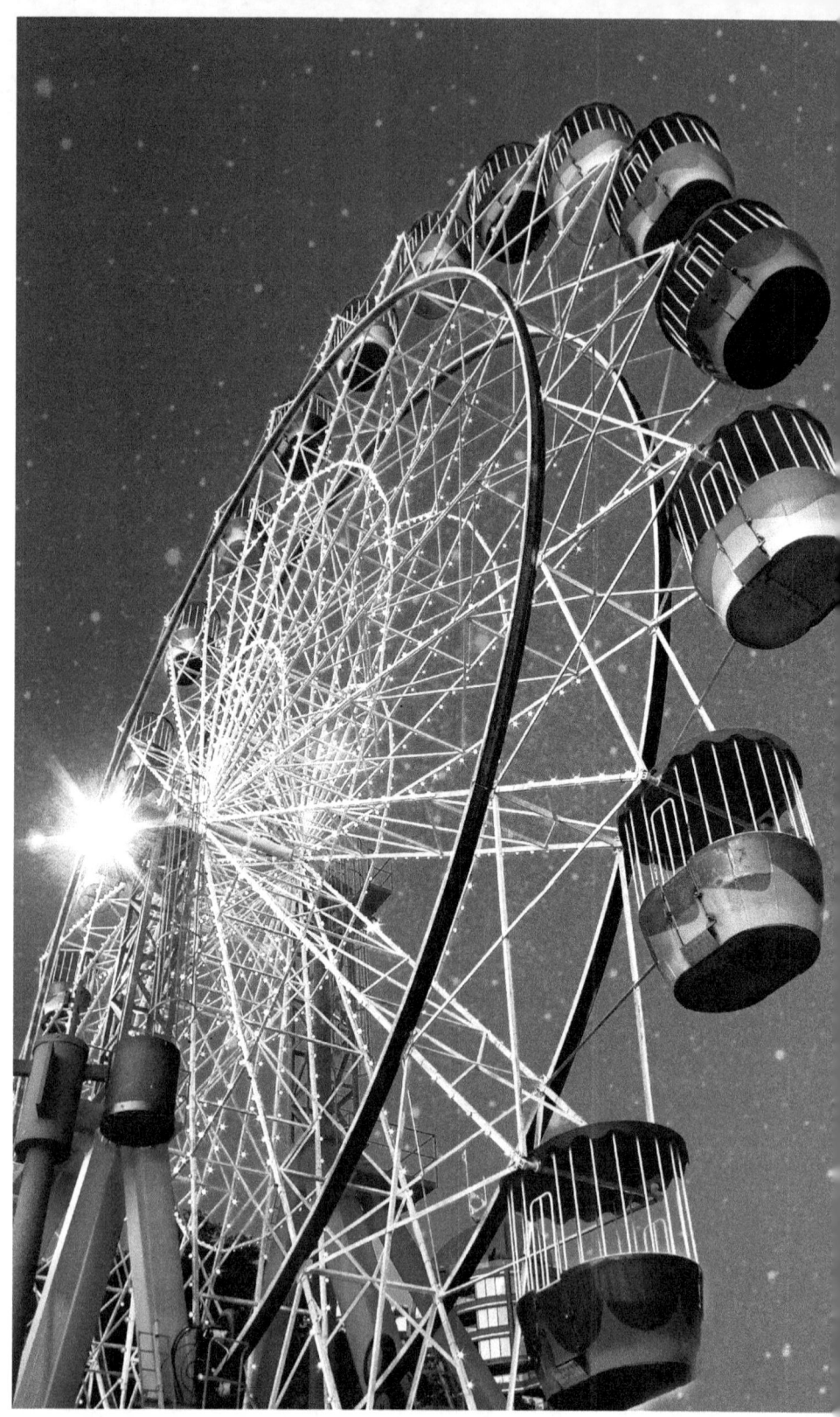

...e il Luna Park cosmico

Oltre ad essere un'esperienza di profonda comunione con gli altri, sperimentare il contatto con la "realtà" attraverso le self può essere anche molto divertente. Un atteggiamento aperto e un pizzico di umorismo sono gli ingredienti necessari per trasformare la propria ricerca personale in un viaggio pieno di sorprese, come testimonia David Pearl, cantante lirico, autore e consulente internazionale nel campo della creatività e dell'innovazione di sistemi umani. David viene spesso a Damanhur per rigenerarsi e trovare nuove idee e ispirazione e fin dalla sua prima visita nel 1995 ha trovato le self sul suo cammino.

«Udii la parola "Selfica" per la prima volta molti anni fa, in occasione del mio primo viaggio a Damanhur e come molti altri visitatori ero incuriosito da questi strani oggetti in ceramica e vetro contenenti intricate spirali di fili di rame.

Sculture? Oggetti d'arte? Souvenir fantascientifici? No, a quanto pare erano oggetti costruiti per fare da conduttori di certi tipi di energie cosmiche. Uhm, davvero?

Ero un po' dubbioso, ma non ho potuto resistere e ne ho comprati un paio per rigenerare l'atmosfera energica nella mia casa e in ufficio. Però poi, quando uno di loro ha cominciato visibilmente ad allungarsi come fosse un fiore in cerca di luce, devo ammettere che hanno cominciato a sembrami più vivi di quanto avessi creduto in un primo momento.

Così, durante la visita successiva mi comprai un paio di braccialetti selfici... Ok, confesso che era per pura vanità. Io li avrei acquistati anche solo come gioielli, e il fatto che apparentemente potessero aiutare ad accelerare l'integrazione delle mie personalità o creare uno scudo contro le radiazioni dannose mi sembrava un ulteriore bonus. Il punto era che questi gioielli erano davvero "cool".

Ammetto che questa è la reazione di una persona fondamental-
mente superficiale, ma sono felice di comunicare che le intelligenze
selfiche sembrano essere un gruppo tollerante e senza giudizio, con-
tento di scambiare con gli esseri umani, anche quando le motivazio-
ni di questi ultimi sono decisamente banali!

La mia connessione con la Selfica divenne più profonda quan-
do, per un workshop a Londra, Esperide portò con sé quella che
mi sembrò un'elaborata cappelliera. All'interno però non c'era un
cappello, ma una sferoself: un meraviglioso girasole di spirali inter-
connesse e coronate da un misterioso bulbo pieno di liquido. Lei ne
parlava - anzi "le" parlava - come se si trattasse di un'amica venuta
con lei dall'Italia. A proposito, mi chiedevo, come era riuscita a farla
passare dai controlli di sicurezza in aeroporto? Questo successe pri-
ma dell'attacco alle Torri Gemelle, ma la paranoia per il terrorismo
era già in crescita. Come era riuscita a far passare questo strano
dispositivo pieno di fili arrotolati sotto giochi dei vigili custodi della
sicurezza della nostra Patria?

"Oh, dico sempre agli agenti di sicurezza che si tratta di un'ope-
ra d'arte", mi ha detto Esperide sorridendo "e mi fanno passare sen-
za problemi". Esperide è una persona convincente, ma anche così...
non potevo fare a meno di pensare che la sferoself stessa doveva aver
fatto la sua parte in questo gioco di ingegnoso depistaggio.

"Fatto la sua parte? Ma se è un oggetto inanimato", mi tormen-
tava la solita voce interiore della ragione. Quella voce diventava
particolarmente stridente ogni volta che andavo a Damanhur o fa-
cevo esperienza delle ricerche dei damanhuriani.

Durante il seminario, la sferoself decise di "mettere in scena
uno spettacolo" tale da lasciare senza parole il mio scettico interiore.
Sembra che alle self piaccia giocare, proprio giocare, con gli esseri
umani. Amano sperimentare il nostro mondo attraverso i sensi, le
emozioni i e desideri. Era evidente che la sferoself considerava il
workshop a Londra come una sorta di luna park completo di tanti

compagni di gioco. Mi ricordo la forte sensazione di essere anormalmente alto, poi piccolo, poi di rimbalzare come su una sorta di castello gonfiabile invisibile. A un certo punto tutti i presenti nella stanza si sono trovati contemporaneamente piegati verso destra. Poi verso sinistra. Era come una danza di gruppo con un partner alieno. È stato pazzesco e divertente. Cos'altro poteva essere?

Poco tempo dopo mi ritrovai anch'io a convincere i funzionari delle dogane del Regno Unito all'aeroporto di Heathrow del fatto che la mia sferoself era "un'opera d'arte". Anche per me, non ci fu nessun problema per passare.

In seguito Tricheco, uno dei gioiellieri che creano self bellissime in oro e argento, mi ha fatto un anello nel quale un richiamo miniaturizzato mi permette di collegarmi direttamente alla mia sferoself a Londra e quindi ora posso contattarla (perché di certo è una "lei") ovunque io sia nel mondo. Ora lo faccio quasi automaticamente, ogni volta che voglio aprire un canale di maggiori risorse, energia o creatività oppure per mantenere me e la mia famiglia al sicuro se ci troviamo in situazioni difficili.

Di recente ho partecipato a un seminario sui sensi interni". Da quando l'ho deciso mi ci sono voluti circa quattro anni per trovare il tempo per farlo. È incredibile come spesso lasciamo che tante "faccende urgenti" si frappongano tra noi e le cose davvero importanti. Posso solo descrivere questa esperienza come una sorta di corso di guida avanzata per il viaggiatore selfico. Approfondisce la connessione con i nostri soci selfici e coinvolge in alcune acrobazie davvero cosmiche. Sto ancora assimilandone le conseguenze!

L'altro giorno, mio figlio Zachary che ha dieci anni mi ha chiesto se poteva portare a scuola una delle self di casa per mostrarla ai suoi amici durante un esercizio in cui devono raccontare una storia. Ho pensato che normalmente i ragazzi portano con sé un animale domestico per questo tipo di cose, però...»

Tempi e luoghi

In alcuni tipi di sperimentazioni è possibile utilizzare le self per estendere la nostra presenza nel tempo o esplorare la qualità energetica di un luogo. Uno degli episodi che maggiormente mi ha colpito successe in Nepal, a Kathmandu. Avevo camminato intorno allo stupa di Boudhanath fino ad arrivare nel punto più alto possibile. Avevo con me la mia sferoself (era prima che non si potessero portare liquidi sugli aerei, e io viaggiavo sempre con la mia bella "creatura" contenuta in una scatola trasparente e piena di stelline, che ben si addice alla sua natura cosmica), e mi sedetti appoggiata alla parete dello stupa. Era febbraio, c'era un bel sole e mi sentivo davvero in pace. Chiesi alla self se poteva mostrarmi qualcosa di significativo legato a quel luogo, respirai profondamente e iniziai un semplice esercizio per espandere i sensi.

Dopo poco, tutto cambiò: prima i suoni, poi i profumi e infine vidi una scena molto chiaramente. Lo spazio tutto intorno allo stupa non era pieno di negozietti, strade, traffico come in quel momento, ma era una grandissima distesa brulla, costellata di piccoli accampamenti brulicanti di vita, uomini e animali, tende che

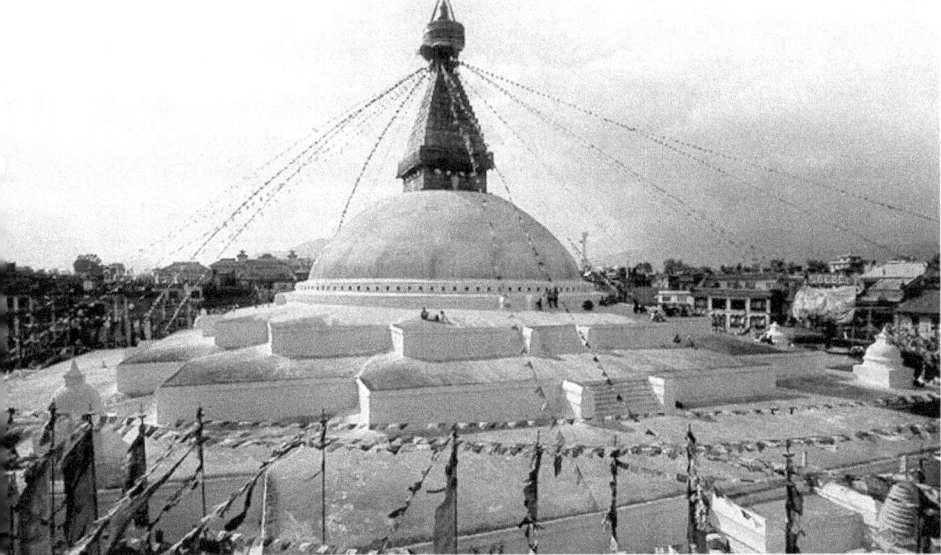

si muovevano nel vento. C'erano molti fuochi accesi, mi arrivava alle narici l'odore acre di carne arrostita, mescolato a quello del ginepro bruciato all'ingresso della salita allo stupa. Sentivo i rumori del campo trasportati dal vento fino a lì in cima, mescolati alla litania di mantra ripetuti. Vidi moltissime persone portare piccole pergamene arrotolate contenenti preghiere e affidarle a monaci-costruttori che le avrebbero mescolate alla terra con la quale cominciavano a costruire un edificio sacro. Non avevo idea di quale epoca fosse, ma era un tempo molto più antico di quello in cui mi trovavo in quel momento.

Facendo ricerca in seguito, scoprii che lo stupa si trova lungo l'antica rotta commerciale del Tibet e che i mercanti tibetani si sono accampati in quel luogo per riposare e offrire preghiere per molti secoli.

Quando le immagini svanirono mi trovai nuovamente nel mio solito spazio-tempo, ma le sorprese della percezione non erano ancora finite. Per alcuni minuti vidi una griglia energetica che collegava tutti gli oggetti. Nella zona interna allo stupa questa matrice, che sentivo anche essere collegata al tempo, era coerente e ordinata, mentre al di là delle mura di recinzione appariva sfilacciata, più opaca e disordinata. Compresi che la densità della realtà era variabile: esistono punti in cui la nostra presenza è vera e lascia una traccia di complessità e significati, e altri in cui gli eventi tendono a rarefarsi e a scomparire in un campo indistinto.

Le self possono essere utilizzate proprio anche per rendere più "veri" gli eventi che viviamo, cioè rendere significative la nostra presenza nel flusso del tempo in modo che il nostro impegno, pensiero e azione abbiano peso e conseguenze positive. Uno dei modi per fare questo è quello di creare un campo di probabilità ordinato e coeso, "tracciando" proprio linee energetiche di collegamento.

Durante un Viaggio nel 1998 Sirena Ninfea ebbe l'intuizione che sarebbe stato utile avere delle self ambulanti, da portare a spasso con sé per lasciare una traccia, per "scrivere" tra luogo e luogo. Così lo propose a Falco che dapprima fu sorpreso, poi la trovò un'idea plausibile e a sua volta stupì Sirena, perché non le costruì un oggetto da portare con sé, ma la fece sedere, togliere le scarpe e… le disegnò schemi selfici sotto i piedi! Utilizzò i pennarelli appositamente preparati per creare i quadri selfici: gialli, verdi, rossi, blu. Era un vero e proprio dipinto e la tela erano i piedi di Sirena che da quel momento avrebbe collegato tra loro nella rete selfica tutti i luoghi nei quali sarebbe transitata, non solo camminando, ma in ogni spostamento.

Sirena ricorda che si recava al Tempio regolarmente perché lo sentiva come il punto centrale, sia di collegamento sia di "rigenerazione" dei circuiti. Ancora adesso a volte sente che quando si sposta le si risveglia questa memoria e percepisce che i circuiti sono ancora in funzione. E non è stata l'unica volta che ha tracciato camminando: anni prima Sirena aveva percorso a piedi l'intero Canavese, la zona in cui sorge Damanhur, usando un bracci͏̄ selfico come testimone!

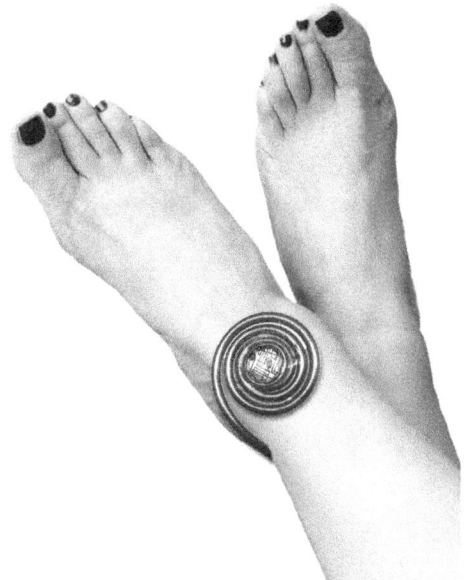

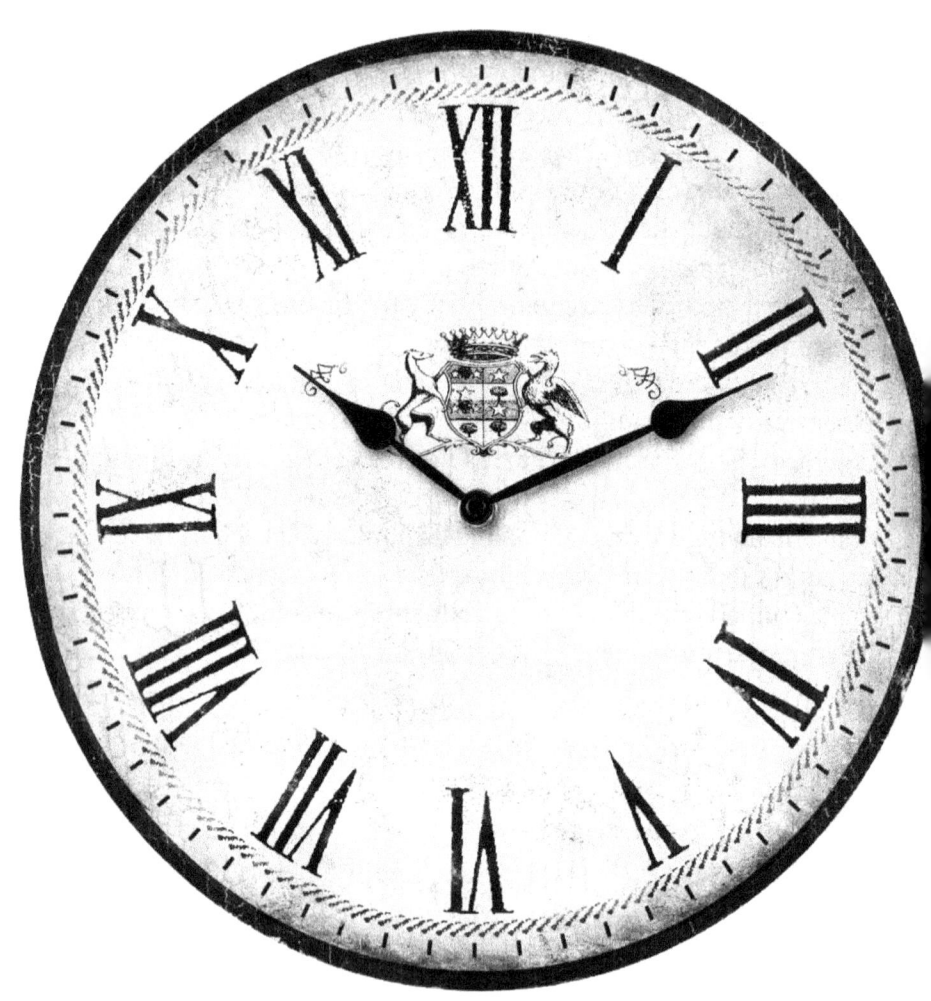

Tempo, ritorni e partenze

L'intenzione e la presenza umana sono fondamentali per attivare lo "spazio di mezzo", il "corridoio" tra le dimensioni che permette alle funzioni delle self di incontrarsi con il campo di leggi in cui viviamo, per creare effetti al di là delle convenzioni di causa-effetto a cui siamo abituati. Effetti "insoliti" possono manifestarsi perché la nostra realtà fisica si trova all'interno di una dimensione più estesa: il tempo. Il tempo è il campo in cui gli eventi possono manifestarsi, e secondo la filosofia damanhuriana può essere interpretato sia come "territorio" sia come una "sfera di eterno presente".

Dal primo punto di vista, il continuum spazio-tempo che permette alle leggi della fisica di incontrarsi e manifestarsi non solo è un contenitore di eventi, ma ha la funzione di porre gli accadimenti in relazione tra loro. La nostra percezione sensoriale, che ci limita a una direzione unica, dal passato al futuro, e quindi a una relazione di costante causa-effetto, è solo una della miriade di possibilità, perché gli eventi sono in realtà collegati attraverso il principio di sincronicità. Per comprendere questo possiamo immaginare il tempo come una "sfera di eterno presente" in cui tutti gli eventi sono simultanei. Passato, presente e futuro sono semplicemente aree differenti, che è possibile mettere in relazione attraverso le giuste conoscenze, rituali e tecnologie, quali ad esempio la Selfica. Gli effetti sembreranno paranormali perché non seguono il rapporto di causa-effetto che ordina il nostro piano di esistenza.

Un esempio curioso di queste anomalie temporali me lo ha raccontato Sirena: «*Molti anni fa avevo un braccialetto di rame che mi piaceva molto, era in sintonia con me, si adattava bene al mio polso, mi piaceva il colore che aveva assunto. Un giorno partecipai a una gara di metratura, una disciplina damanhuriana di concen-*

trazione, mi tolsi il bracciale per apprestarmi a questa pratica e alla fine me lo dimenticai. Lo cercai dappertutto, ma non riuscii a trovarlo. Non mi diedi per vinta, e continuai a mantenere un filo di collegamento mentale con il bracciale fino a che, circa cinque mesi dopo, uscendo di casa a trenta chilometri dal luogo della gara, il bracciale si materializzò in aria sotto alle mie ginocchia e mi cadde su un piede. Era perfetto, solo non più lucido, un po' ossidato. Ero così felice! La cosa un po' mi ha stupito, però mi sembrava anche logico che finalmente mi trovasse, perché non lo avevo mai abbandonato.»

Le possibilità di interazione sulla dimensione del tempo che la Selfica permette sono tra le più interessanti e vengono utilizzate per costanti sperimentazioni, per la ricerca nel campo della salute, e in operazioni magiche legate all'esplorazione di possibili direzioni temporali. Sirena conduce personalmente molte fasi di questi rituali/esplorazioni e la sua esperienza è esemplificativa di come interagire con le self richieda un ampliamento delle normali logiche e la comprensione che come esseri umani possiamo estenderci ben oltre le nostre comuni facoltà.

«Da anni svolgo delle operazioni che servono a inviare "satelliti temporali" cioè strutture che possono monitorare parti di tempo orbitando in uno spazio. Quando conduco queste operazioni divento parte di una grande "macchina" all'aperto creata con grandi menhir, spazi da percorrere, portali in pietra da oltrepassare per dare con la mia attenzione e direzione la giusta "orbita" a questi satelliti, che sono involucri metallici selfici contenenti cristalli a struttura stabile, grandi almeno come un chicco di riso. Se l'operazione viene svolta nel modo giusto, alla fine i cristalli sono smaterializzati e rimane solo il guscio metallico.

Adesso sono diventata esperta e normalmente tutto funziona bene, ma la prima volta non sapevo bene cosa dovesse succedere, e il cristallo si era solo scalfito, era ancora presente. Non ero riuscita a percepire bene quale fosse il giusto "angolo temporale" che dovevo raggiungere.

Questa procedura dura almeno un'ora e durante tutto questo tempo io sento un collegamento con la struttura selfica, e continuo a seguire il satellite dopo il lancio, vedo la traiettoria che prende attraverso i portali come se avessi un'altra vista, ne percepisco la velocità, sento il momento in cui lascia la nostra dimensione.

Sento il tempo come un territorio, lo spazio in cui mi trovo e il tempo sono la stessa cosa, mi sento parte dell'intera struttura, in un ambiente che non so più descrivere, scuro, soffice... Ogni volta che ci riesco sono contenta, e anche un po' orgogliosa. Sono felice di rendermi conto che la magia esiste ed è a portata di mano, e che grazie alla conoscenza di Falco che ha ideato tutta la struttura, possiamo condividere esperienze straordinarie. Tutto è gestito dalle azioni, dalla volontà, dall'applicazione del pensiero.»

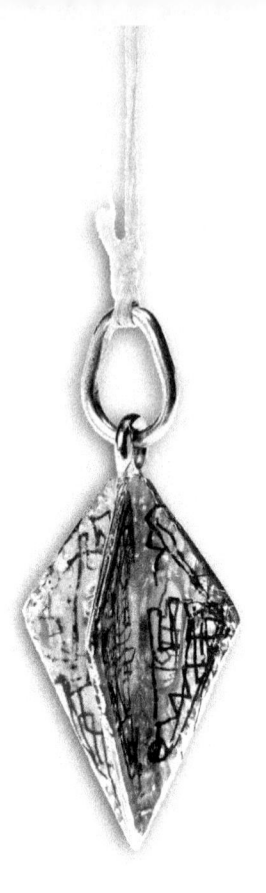

A consulto dalle Self

È per me sempre emozionante sentire la presenza delle self che in maniera delicata si aggiunge alla mia normale consapevolezza, e altrettanto interessante e piacevole è andare "a consulto" dalle self attraverso altri operatori damanhuriani. In particolare, per me è sempre un appuntamento importante fare il punto sulla mia integrazione psico-fisica, spirituale e sulla qualità della mia relazione con me stessa, gli altri e il mondo con Antilope Verbena, che da molti anni utilizza una speciale "centralina selfica" a questo scopo. L'aspetto della parte selfica di questo sofisticato strumento - Antilope è naturalmente l'indispensabile parte umana della struttura - è quello di una scatola piatta e rettangolare in legno che fa da base per l'uso di un pendolino radioestesico in oro; all'interno della scatola ci sono adesso molti strati selfici miniaturizzati, che vengono costantemente aggiornati a mano a mano che cresce la complessità della "macchina selfica" generale di Damanhur.

Antilope attiva il collegamento con la persona - o, nel caso di consulti a distanza, con un "testimone" di una persona quale una fotografia - e poi lascia che le self amplifichino la sua sensibilità in modo da cogliere nel campo energetico della consultante gli elementi utili per la comprensione del tema trattato.

Ho utilizzato questo prezioso strumento diverse volte, sia per comprendere e quindi risolvere condizioni precise, sia per essere aiutata ad allargare la mia visuale in momenti di grande cambiamento. Ciò che sempre mi colpisce è la profondità dell'interpretazione, i collegamenti a tutto tondo con ogni aspetto della vita, la centralità della presenza collegata a questo corpo e allo stesso tempo l'essere solo una parte di un disegno più complesso che, come ciascuno di noi, traccio nel tempo. Un "ricamo sul tessuto del tempo", che ci permette di dare un senso profondo a ogni passaggio, in modo che ogni ostacolo diventi occasione di crescita e di maggiore e più vera conoscenza di sé.

Antilope utilizza questo metodo da molti anni e io non so dove cominci Antilope e dove l'intervento delle self, che aprono porte su altri serbatoi di conoscenza, ma ciò che è importante è ancora una volta essere capaci di stupirsi delle meravigliose possibilità della realtà in cui siamo immersi. Verbena racconta che non è stato facile aprire questo canale di comunicazione, imparare a fidarsi e ad essere presente e nello stesso momento distaccata a sufficienza da non intralciare il processo: «*Non fu facile inizialmente, per anni ho utilizzato la centralina solo in luoghi speciali, come nei Templi di Damanhur, preparandomi intimamente. Sentivo che entravo in contatto prima con lo strumento e poi con un'intelligenza antica e molto esperta. Mi stancavo molto e in risposta alle mie domande ottenevo solo qualche lettera e frasi sconnesse. Ero un po' frustrata, ma non mi diedi per vinta. Poco alla volta le risposte cominciarono ad avere un senso.*

A oggi ho fatto oltre un migliaio di consulti e il mio canale è cresciuto in qualità, forza, sensibilità ed emozione intima. Quando lo attivo, sento di essere completamente lucida ma sono più ampia, attingo ad altri serbatoi di conoscenza.

Per cominciare la ricerca chiedo alla centralina se è possibile indagare sugli aspetti energetici della persona che lo ha chiesto e aspetto la risposta. Se il pendolo si muove sul "sì", riassumo il tema e chiedo se si può lavorarci su. Se ricevo un altro "sì" allora dico dentro di me che sono pronta, mi concentro, e aspetto. Sento un arrivo delicato di queste Forze, il mio io cosciente si mette da parte e arrivano energie a volte diverse. Registro sempre il consulto e ho constatato che la mia voce cambia. Anche la cadenza con cui parlo cambia per essere la più utile per la persona, e a volte il tono è intimista, a volte più tecnico e non è una scelta che faccio io. Oltre alle cose che dico ci sono anche cose che percepisco, vedo a volte immagini a supporto delle parole, che spiego subito dopo. Emergono elementi collegati al problema, si toccano le implicazioni più intime in modo da poterlo risolvere. A volte la ricerca arriva fino a memorie di altre vite, come se il corpo, in risposta a uno stimolo in questa vita, agganciasse una memoria più antica, depositata in sé. Ho compreso che tutti ci portiamo dietro una storia, quella del nostro percorso nel tempo, e che il corpo è un palcoscenico su cui si manifestano varie parte di noi, a volte anche memorie cellulari.

La parte della canalizzazione durante il consulto dura dieci/ dodici minuti senza interruzione, e in questo tempo di cose se ne dicono davvero molte! Inoltre cambia tutta l'energia della stanza, e anche le persone non abituate a queste esperienze, alla fine, mi dicono che sentono una grande intensità.

Questo lavoro mi ha portato ad avere maggior comprensione delle grandi capacità di autoguarigione e trasformazione degli esseri umani. Le indicazioni che giungono attraverso la self non sono mai alternative a quelle eventulai del medico, ma danno alla persona spunti per affrontare la parte intima di ogni problema.

A livello personale, sento che cresco, maturo, che ho flash di consapevolezza. Non penso di avere una dote particolare, credo di averci messo molto esercizio e molto metodo, condizione anche per altri. La Selfica è stata fondamentale per poter aprire questo canale medianico da poter utilizzare per me e per gli altri. Le self per me hanno sempre avuto il sapore di una cosa nuova ma allo stesso tempo antica, come se fossero già da qualche parte dentro di me. Ho sempre provato fascinazione e anche anche rispetto, come quando ti trovi davanti a qualcosa di vivo, non a semplici oggetti.

Il mio rapporto con le self, anche con i miei oggetti selfici personali, anche con la self personale, è un'emozione "tecnica", cioè ho creato procedure di avvicinamento e chiavi di accesso e quando ne uso o indosso una penso proprio di attivarne la funzione. Il mio rapporto è cresciuto negli anni, e adesso che il mio ufficio si trova proprio al di sopra dello spazio che ospita le grandi self che uso per trattamenti di benessere, mi sento in collegamento costante, anche nei sogni. Una volta mi sono sentita chiamare, era una richiesta d'aiuto. Sono scesa subito e ho scoperto che uno dei grandi cristalli della struttura erano caduto a terra.»

Creare le self

Falco ha introdotto questa disciplina a Damanhur ed ha, per anni condotto le ricerche più avanzate, ma molti altri adesso hanno imparato a preparare i supporti che ricevono le frequenze di questo particolare segnale e ancorano le intelligenze selfiche alla nostra dimensione. Costruire una struttura selfica è come creare un "corpo" che verrà utilizzato dalla self stessa: l'intelligenza della self è infatti la particolare energia che gestisce la parte fisica della struttura e che continua ad utilizzare le leggi del suo piano di esistenza per agire sul nostro.

Personalmente non mi sono mai cimentata nella costruzione di una self – non ho molta abilità manuale e la pazienza non è uno dei miei punti di forza – ma ho sempre trovato affascinante sentire le storie di chi crea le strutture che queste intelligenze possono poi utilizzare perché aiutano a comprendere un'importante sfaccettatura del rapporto con queste energie. La Selfica non è una disciplina meccanica, anche la costruzione delle strutture fisiche richiede una precisa disposizione d'animo e il desiderio di entrare in relazione con una dimensione differente da quella ordinaria.

Negli anni si sono condotte molte sperimentazioni e non sempre le strutture create erano immediatamente le più adatte per il risultato che si ricercava. Nel laboratorio di Selfica Selet[12] si trova oggi un'interessante vetrina che mostra vari prototipi e fasi intermedie di lavorazione, alla ricerca delle misure e proporzioni che fornissero la giusta chiave per l'aggancio della funzione alla forma.

---

12. Il Laboratorio "Selet" si trova in via Baldissero 21 a Vidracco, all'interno del Centro d'Arte, Salute e Ricerca "Damanhur Crea".

Alcuni dei prototipi funzionavano, ma magari con eccentricità di comportamento che lasciavano i ricercatori damanhuriani piuttosto perplessi. Per esempio, tanti anni fa, esisteva una self per applicazioni di pranoterapia a distanza che aveva il vizio di allungarsi dove non doveva: una delle sue molle si allungava al contrario, cresceva, saliva, anche se ogni giorno veniva riavvolta nel modo giusto. Questo succedeva perché la struttura era difettosa, le lunghezze degli avvolgimenti erano sbagliate e di conseguenza lo scorrimento energetico cercava di adattare a sé la parte metallica.

Un altro divertente esempio di self anomala è quello di una planchette selfica per la scrittura automatica, che talora aveva il difetto di levitare: non si spostava solamente sul tavolo su cui veniva appoggiata, ma volava anche qua e là per la stanza. Diventava piuttosto complicato per gli utilizzatori riuscire a correrle dietro e concentrarsi nello stesso tempo per ricevere i messaggi!

Fenice Felce, uno dei fondatori di Damanhur e tra i primi assistenti di Falco nel campo della Selfica, racconta un episodio successo nei primi anni Ottanta a Vercelli, durante un corso che stava tenendo con Salamandra sui principi basilari della Selfica:

«Oltre alla teoria, il programma del seminario prevedeva anche lezioni pratiche cioè la preparazione, in filo di rame, di alcune tipologie di self. Una sera i partecipanti al corso erano all'opera con i vari fili di rame che dovevano essere tagliati con lunghezze ben precise, ed io intanto giravo tra loro controllando le varie misure e che tutto funzionasse bene.

Ad un tratto trovo una misura errata; un filo di rame avente un diametro di 2 millimetri era lungo 67 cm mentre doveva essere 66 cm. Faccio subito presente la cosa ed invito l'allievo a tagliare il cm in più. Lui mi dice di essere stato ben attento e che era sicuro di avere misurato 66 cm. Comunque prende le tronchesine, misura 1 cm e taglia.

Per puro scrupolo controllo nuovamente la lunghezza del filo dopo il taglio, misura ancora 67 cm! Ci guardiamo stupiti. Prendo le tronchesine e taglio un cm ed il filo misura ancora 67 cm! Non mi do per vinto e taglio ancora 1 cm. Il filo continua ad essere di 67 cm. Mi intestardisco e più volte taglio 1 cm e misuro, e taglio e misuro ancora, il filo restava sempre tremendamente a 67 cm. Faccio la somma dei pezzetti di 1 cm tagliati e ne conto ben venti. A questo punto mi dico che forse è bene non insistere oltre. Telefono a Falco, gli spiego la cosa e gli chiedo spiegazioni e cosa posso fare.

Lui fa una risatina e mi dice che sono cose che succedono quando si ha a che fare con una scienza magica come questa e che, comunque, è bene smettere per questa sera e riprendere in altro momento.»

Il gruppo di "costruttori" di self è composto esclusivamente da cittadini damanhuriani, che come i guaritori della Scuola per Guaritori Spirituali hanno un'attivazione a diversi livelli, che può crescere nel tempo. Oltre a questo, è necessario avere un giusto atteggiamento intimo e un'atmosfera armonica attorno a sé per poter costruire una self. Cicogna mi ha spiegato che «*se sei con l'animo sereno riesci ad avere un lavoro sereno, altrimenti si incontrano difficoltà. Il mondo delle self non vuole disarmonia, il contatto con loro non può essere sostenuto da pensieri schematici e fissi. Quando lavoro per creare le self, so che devo essere sempre nella dimensione intima della trasformazione. Lasciare sempre aperto in sé lo spazio del "non ancora" nel nostro lavoro è fondamentale, altrimenti le parti non si incollano, gli avvolgimenti non vengono, non si riesce a continuare. Anche le cose banali, che magari hai fatto migliaia di volte, non riescono.*»

Anche Ermellino Ortica, una delle prime costruttrici di self, e Rondine, che invece si è unita allo staff di Selet più di recente, sottolineano come per riuscire a crearle sia necessario il giusto atteggiamento, perché le self non sono semplici oggetti. Racconta Ermellino: «*Ho iniziato a creare strutture selfiche nel 1986, e per riuscirci, anche adesso dopo tutti questi anni, devo fare una sorta di pulizia del pensiero, lasciare le preoccupazioni, perché una predisposizione facilita la sintonia.*

Io ho imparato da Salamandra e Fenice che erano stati i primi ricercatori e mi sono dedicata alla costruzione delle self con creatività, con amore e passione, perché da sempre sento una grande risonanza con questo mondo. A quei tempi c'erano poche self e negli anni ho individuato molte altre funzioni che poi proponevo a Falco e insieme costruivamo i prototipi.

Ho un rapporto con le self nei sogni: sogno spesso strutture e costruzioni fatte di angoli ed energie, che percorro come fossero strade e al risveglio ho la sensazione di avere fatto un viaggio in un altro mondo pieno di armonia. Il dono più grande che lavorare con le self ha portato nella mia vita è proprio un senso di benessere e armonia, una sensazione di amore, che mi fa sentire maggiormente in unione con me stessa e con le mie parti profonde.

Io ho sempre avuto difficoltà a comunicare con le parole, che ho sempre sentito sempre come un fattore limitante, ma con queste intelligenze, così come con gli animali, sento che posso comunicare senza bisogno di parlare.

Per me il laboratorio Selet dove lavoro è un'astronave, un luogo di partenza e arrivo per tante forme di vita, e tante persone vengono qui anche solo a farsi un giretto perché dicono che dopo si sentono meglio. E mi dà grande soddisfazione quando posso consigliare alle persone la self giusta, che può portare maggior benessere nella loro vita.»

Rondine: «*Dal marzo 2012 lavoro regolarmente in Selet, mi piace moltissimo perché è come se in questo luogo trovassi un'energia familiare con la quale riesco a sintonizzarmi con facilità. Quan-*

do entro dalla porta è come se arrivassi in una "bolla" che mi armonizza e nello stesso tempo mi trasmette stimoli di tanti tipi. Questa è un'attività che passa dalle percezioni, dalle emozioni, facilita l'intuizione e l'ispirazione e nutre la mia fantasia. Amo lavorare in silenzio, ma essendo nello stesso tempo un'appassionata di musica, a volte scelgo delle musiche precise. Ho notato col tempo che ce ne sono alcune che più che altre si sintonizzano bene con la frequenza delle Self e mi facilitano il toccare questa dimensione.

Tante volte mentre lavoro è come se le Self mi guidassero per rendere i movimenti delle mani, le spirali e gli angoli e di seguito il risultato finale sempre più armonioso, corretto e bello. Quando rischio di fare degli errori, le mie mani se ne accorgono per primi e mi danno un segnale e solo dopo con la mente passo a un livello più razionale.

Quando iniziai a imparare a fare le Self, Cicogna da subito mi mise pinze e fili di rame di ogni spessore in mano per sperimentare e raffinare la mia manualità. È come se le mie mani dovevano attivare una memoria per creare il giusto movimento e risultato.

Mi dà molta soddisfazione anche vedere come le self portino cambiamenti positivi per le persone, a volte anche quando non se lo aspettano. Per esempio, tempo fa un'ospite è venuta a comprare un bracciale per armonizzare le personalità, perché era rimasta colpita dal cambiamento positivo di una sua amica che lo aveva acquistato un mese prima. E dire che l'amica lo aveva comprato esclusivamente perché le piaceva esteticamente! Poi portandolo si era resa conto che dentro di lei stavano accadendo dei cambiamenti molto importanti, una trasformazione che non si aspettava. O un signore che soffriva di acufeni e dopo due settimane che portava la self per l'udito il disagio si era attenuato e dopo un mese era scomparso.

Adesso io sto sperimentando con la self contro la timidezza: e noto che è come se riuscissi fin da subito ad affrontare la stessa tematica ad un livello più profondo. Mi aiuta ad avere coraggio, a esprimere cose che prima avevo difficoltà a dire e a trovare il modo adatto per farlo. Mi sta togliendo il timore di parlare di cose anche intime, perché dò molto meno importanza a ciò che gli altri possono pensare di me.»

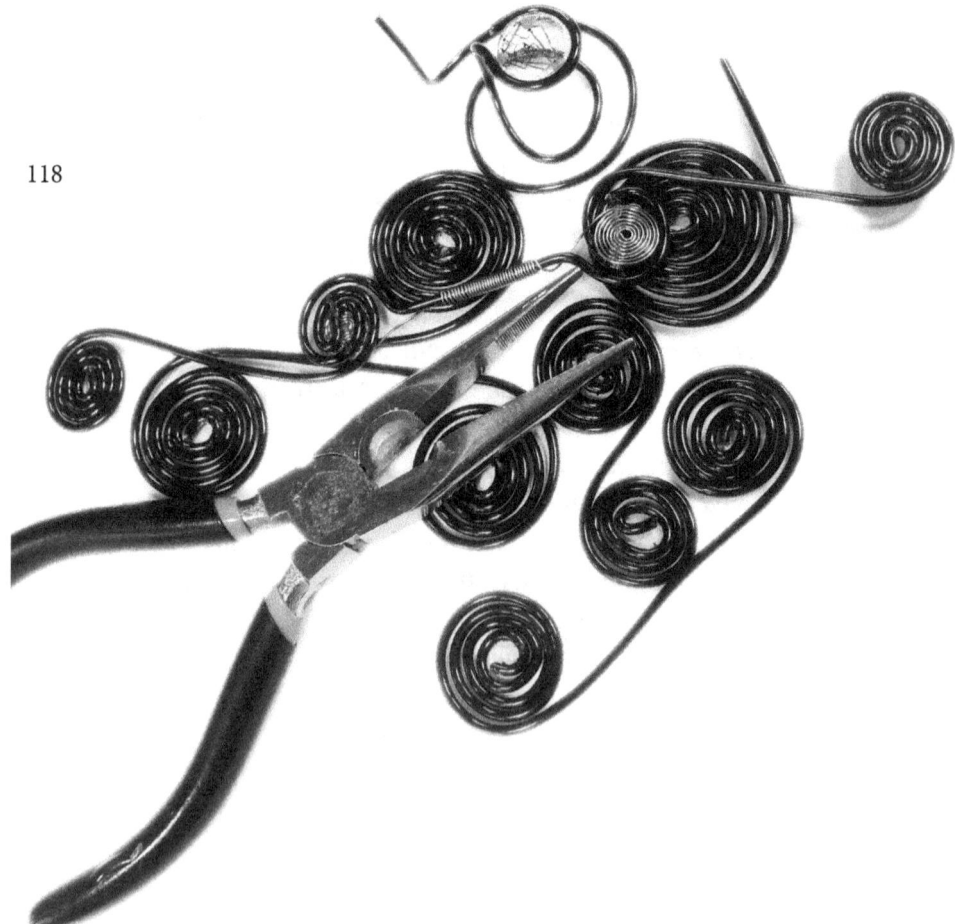

L'esperienza di Cicogna Giunco

Con il passare del tempo il rapporto con la dimensione energetica di queste speciali intelligenze diventa più profondo e diretto e la storia di Cicogna è un interessante esempio di questa relazione.

«La mia prima esperienza di contatto con le self risale al 1983. A quel tempo vivevo a Grosseto e mio marito frequentava il Centro Damanhur in quella città. Io ero incinta della mia prima figlia[13] e avevo un problema che il medico voleva curare con delle trasfusioni di sangue. Io ero riluttante a sottopormi a questa terapia, e seguii quindi il consiglio di mio marito di provare a risolvere la cosa con la medicina alternativa. Cominciai così ad andare al Centro Damanhur per delle sessioni di pranoterapia con la guaritrice Granchia.

Dopo alcuni trattamenti però, la situazione non era migliorata. Granchia allora mi propose di utilizzare una self da abbinare alla respirazione serale collegata alla pranoterapia. Io ero piuttosto scettica sull'approccio "magico" proposto da Damanhur, ma quando vidi questo piccolo oggetto rotondo di rame, non so perché ma mi sembrò normale che potesse funzionare. La guaritrice mi diede anche uno schema grafico specifico su cui appoggiarla durante l'uso. La posizionavo in quel modo vicino a me ed effettuavo dieci minuti di respirazione profonda.

Dopo alcuni giorni cominciai a sentirmi meglio, rifeci gli esami e miei valori erano tornati normali. La differenza in così poco tempo mi stupì davvero tanto.

---

13. Cocorita Camomilla, oggi avvocato e cittadina di Damanhur.

In seguito cominciai a soffrire di mal di testa, e di nuovo risolsi il problema con una self specifica che si posizionava sulla fronte. A quel punto dovetti cominciare a credere che non fosse solo suggestione...

Poi divenni un'attiva sostenitrice del Centro e, insieme ad altre otto persone del gruppo, fondai la comunità di Tesan, a Grosseto, che lasciai nel 1985 per trasferirmi nella comunità madre in Piemonte. Cominciai subito a collaborare con gli Studi Airaudi di pranoterapia di Torino, mi immersi in una dimensione di guarigione e aiuto alle persone e diventai esperta nel consigliare l'uso delle self più adatte per ogni condizione. Intanto la ricerca in questo campo aveva accelerato, e alle self più semplici in rame cominciarono ad affiancarsi strutture più complesse, con sfere e molte altre componenti. Servivano anche nuovi "costruttori" e così, nel 1990, Falco mi propose di immergermi praticamente in questo mondo e imparare a creare le self.

Era contenta, secondo me era il campo più interessante di Damanhur, e mi avrebbe certamente aperto nuove porte. Arrivai a quella che immaginavo essere la prima lezione piena di aspettative, convinta che Falco mi avrebbe spiegato per filo e per segno e avrei compreso subito tutti i segreti delle Selfica. Invece le cose andarono molto diversamente...

Falco mi portò una sferoself, la mise sul tavolo davanti a me, sorrise e mi disse di crearne un'altra. Questo per me fu uno shock. Questa struttura mi sembrava solo un ammasso incomprensibile di fili di rame attorcigliati in maniera impossibile! Tapiro, che già collaborava con Falco, mi diede un taccuino pieno di appunti che mi sembrarono ancora più oscuri, perché la sua logica per comprendere le fasi di costruzione non combaciava affatto con la mia. Adesso che insegno ad altri a costruirle, ho compreso che ogni persona ha un modo particolare per tradurre in sequenze e movimenti la costruzione delle strutture.

Avevo chiarezza solo della lunghezza dei fili di rame e del fatto che dovevo creare degli avvolgimenti. Cercai di capire i collegamenti tra quelli che poi scoprii essere ben 68 pezzi differenti! Piansi molto dalla frustrazione di non riuscire a comprendere, di non essere all'altezza, finché non arrivai al punto di dover ammettere il mio fallimento. Falco mi disse di non preoccuparmi, di fare una passeggiata e riprovarci. Mi sentii ancora più frustrata perché non mi sembrava mi prendesse sul serio, però andai a fare effettivamente a fare un giro. Che durò una settimana, nella quale non volli nemmeno avvicinarmi alla sferoself. Poi un giorni mi dissi: "Giunco, oggi è il giorno" e magicamente riuscii a vedere come i fili si agganciavano, come si costruivano, e persino gli appunti di Tapiro mi sembrarono meno oscuri.

Riuscii a costruire la mia prima sferoself, e poi strutture ancora più articolate, fino alla self miniaturizzate che sono la mia più recente "conquista". Per prepararmi alla loro creazione ho avuto degli "incontri" con le grandi self che Falco ha costruito negli ultimi anni della sua vita, e che hanno funzioni estremamente ampie e variegate, tra le quali anche il contatto con Falco stesso, adesso che ha lasciato il corpo fisico.

Mi sono seduta davanti alla grande self che chiamiamo scherzosamente "Natalina", per via delle lucine che contiene, e ho aperto un spazio intimo di ascolto. Continuavo a vedere schemi sempre più intricati, tantissimi tracciati che sembravano proiettarsi su di me. Ho capito che si depositavano nelle mia memoria, in modo da poter essere recuperati per utilizzarli al momento adatto.

Inoltre, per creare le self miniaturizzate, indosso uno specifico bracciale selfico, e a volte sento che la mia mano si muove da sola, quello che serve è che io sia nella giusta predisposizione d'animo per non creare barriere e lasciar fluire quello che necessita. All'inizio ho fatto molte prove, e sbagliavo per il mio timore, adesso ho imparato ad affidarmi e va sempre meglio. Il mio obiettivo è quello di riuscire a connettere una funzione scelta con la creazione della struttura, cioè riuscire a "vedere" il codice della funzione tradotto in metalli e liquidi.

Oggi insegno alle persone che si avvicinano a questa arte, in modo che per loro non sia così traumatico anche se all'inizio è difficile per tutti. Io invece continuo ad apprendere de-strutturando oggetti che Falco nel tempo mi ha portato e chiesto di studiare e riprodurre, spesso con avvolgimenti così minuscoli e ingarbugliati che è difficile persino contarne le spire. Ci riesco grazie all'esperienza e all'intuizione, ed è spesso in sogno che comprendo quali siano le misure e la sequenza da seguire. E spesso, se faccio errori, è nei sogni che mi vengono date indicazioni su cosa aggiustare o modificare.

Il rapporto con le intelligenze selfiche è fatto di scambio emozionale e simbiotico. Lavorando nel creare le self ci si rende conto che è una relazione reale quella che si stabilisce tra noi umani e questo mondo e bisogna imparare ad ascoltare. È importantissima la concentrazione per creare una comunicazione con l'intelligenza che a poco a poco si aggancia alla nostra dimensione.

All'inizio è spesso difficile perché c'è l'ansia di non riuscire, e siccome siamo noi rigidi il metallo è duro. Serve un periodo in cui la tensione si allenti. Bisogna diventare intimamente morbidi, e così anche il metallo si ammorbidisce.»

Esperimenti di gruppo

Dopo essere state create, tutte le nuove self vengono sperimentate, e normalmente i primi test avvengono nel contesto del Viaggio. Tapiro ha molta esperienza di questo, e una delle esperienze che lo hanno maggiormente colpito è stato un test condotto sulla spiaggia di Bovo Marina in Sicilia per verificare la funzionalità di una self molto complessa che si chiama "Arca". Era il 1983, e all'epoca questa self si componeva di 30 strati di microcircuiti, mentre adesso ne ha oltre cento.

I Viaggiatori presenti in quel momento si misero in cerchio attorno all'Arca, vicino alla quale era stata posta una bottiglia di vetro trasparente contenente del vino, perché era su questo liquido che si sarebbe testata la sua capacità di agire sulla materia. La durata dell'esperimento sarebbe stata determinata da alcune candele accese lì vicino: quando si fossero consumate la prova sarebbe terminata. «*Eravamo sulla spiaggia e avevamo creato un cerchio di presenza attorno alla self e al vino che avrebbe dovuto diventare acqua.*

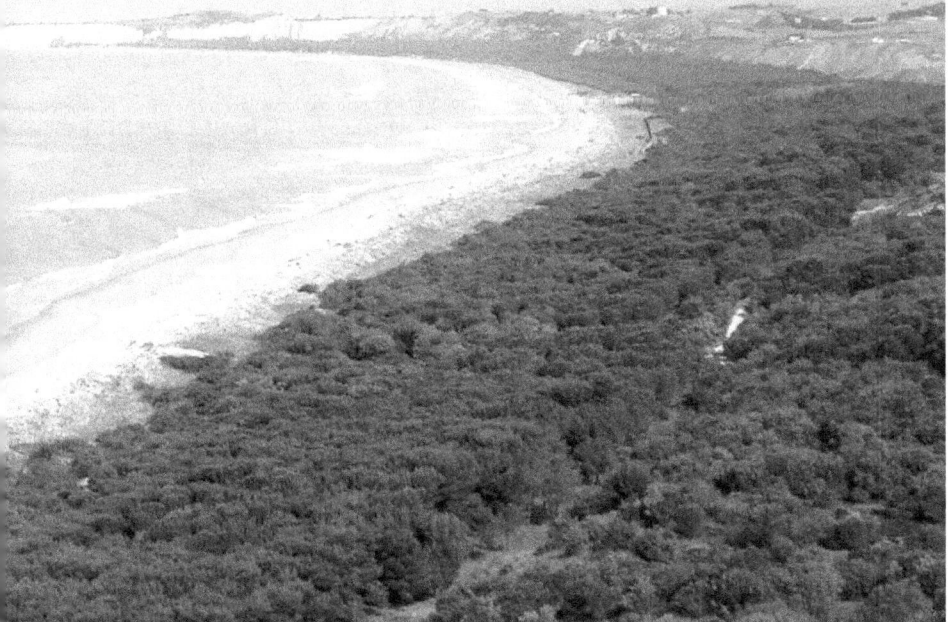

Noi rappresentavamo il motore, la batteria e l'attenzione umana che interpretava l'evento. Eravamo i medium dell'esperimento. Dopo circa un'ora il vino cominciò a schiarirsi, il processo era avviato. Ne eravamo davvero colpiti e la nostra partecipazione era sempre più intensa. Il liquido divenne sempre più trasparente, fino a che vedemmo solo delle particelle in sospensione, che poi precipitarono senza lasciare fondo. Era diventata una bottiglia d'acqua! Eravamo tutti molto emozionati, una cosa è vedere per esempio qualcosa che entra in una scatola e ne esce trasformato, un'altra è osservare il processo di metamorfosi con i propri occhi.

Alla sera dicemmo a Falco che forse sarebbe stato più bello fare il contrario, ma lui ci rispose che quell'esperimento era già stato fatto duemila anni prima e che è più complesso trasformare il vino in un elemento completamente puro, piuttosto che fare il contrario.»

Da molti anni Raganella Lilium è presente ai test condotti in

Viaggio: «*Nel tempo abbiamo sperimentato molte self, perché Falco appena le completava ce le faceva testare per tarare dati e funzioni. Alcuni tipi di self possono essere programmati per svolgere vari compiti, hanno proprio dei codici attraverso i quali si può attivare un programma oppure un altro. Per esempio, lo stesso tipo di self con la quale avevamo avuto le prime esperienze di contatto lucido è stata utilizzata anche per fare un lavoro di modifica dei propri ricordi, sperimentazione che ha poi dato origine al corso "Trasformazione dei ricordi", che oggi viene offerto dall'Università Olami Damanhur. In questo caso la self aveva una nuova attivazione per poter agire sui rami del tempo, permetterci di cambiare la nostra interpretazione di un evento negativo passato, e in questo modo trasformare le conseguenze che l'evento ha avuto sul nostro modo di pensare.*

Sono consapevole che racconti così possono sembrare usciti da un libro di fantascienza, ma mettendoci in contatto con questa self, io e le persone che erano presenti con me sperimentammo l'esperienza di modificare in particolare un ricordo, un episodio della

nostra vita che aveva dato origine a qualche attuale difficoltà. Fu un'esperienza molto intensa, abbiamo rivissuto realmente con molta emozione alcuni episodi della nostra vita osservandoli come fossero un film e trasformando in positivo l'impressione finale dell'evento, modificando conseguentemente un modo di pensare attuale. È come se le self ti portassero in una dimensione fuori dal tempo dove tutto è possibile, una specie di luogo-non luogo dove ti senti in grado di cambiare stati d'animo ed emozioni. Vedi le cose da un angolazione diversa e questo ti permette di intervenire su parti di te.

Una delle prime self che ricordo di aver sperimentato è "lo slittino". Un giorno Falco ci presenta questa piccola, strana self in argento e oro, dalla forma proprio di uno slittino, e ci dice di provarla. Una sensazione incredibile: nel passarla delicatamente, sfiorando la pelle, senti quanto agisce in profondità negli organi interni fluidificando l'energia e senti un grande sollievo nelle parti interessate. In particolare, mi ricordo che mi sentii solleticare una parte della spalla ricordando in quel momento che molti anni prima avevo avuto dei problemi proprio in quel punto.

Ricordo anche i test con la grande sfera, che fa parte degli impianti per la pranoself. È una sfera composta da molti strati di circuiti di rame che si intrecciano in una rete. Guardare attraverso questa sfera ti fa vedere la realtà in maniera differente. Abbiamo provato a guardare un paesaggio e poi a riguardarlo "attraverso" la self. Mi sono trovata a vedere proprio come se guardassi con gli occhi di qualcun altro, una sensazione molto interessante ed emozionalmente forte.

Anche il cubo selfico è una "creatura" interessante. Abbiamo sperimentato che ha un collegamento con lo scorrimento temporale ed emozionale delle persone. È una struttura complessa che contiene, oltre a spirali e gabbie di rame, dei boccettini di liquido nei quali i Viaggiatori hanno "depositato" emozioni e sentimenti di periodi diversi della propria vita. Nel contatto questo si sente distintamente:

anche se non lo sai, ti trovi a percepire te stesso come se fossi in più punti temporali contemporaneamente, vivendo tante emozioni diverse nel medesimo momento.

Dall'estate del 2013, questa self a cubo viene utilizzata da decine di damanhuriani sperimentatori in connessione con la nuova tecnologia selfica dei "Portali Dimensionali" ai quali Falco ha lavorato fino al momento della sua morte.

Non è facile tradurre in parole le sensazioni percepite, ed è sempre un'esperienza nuova ed interessante soprattutto perché, nel nostro metodo di sperimentazione, fatto in gruppo, ti accorgi che le sensazioni che provi, magari tradotte con esempi diversi, hanno sempre tantissime similitudini con quelle delle altre persone, e questo ti dà la garanzia che non è solo frutto della tua mente, ma c'è qualcosa di "vero" che accade.»

Selfica e salute

La Selfica collegata alla salute è uno dei principali campi di ricerca di Damanhur. Il campo è vasto e affascinante e merita una trattazione a parte. Per questo motivo mi limiterò a farne solo qualche breve accenno.

Come gli altri guaritori spirituali damanhuriani e molti operatori in tutto il mondo, utilizzo con ottimi risultati strumenti selfici che aiutano il benessere e l'armonia. Quello che amo di più, per la sua versatilità d'uso e perché può essere utilizzato anche per l'auto-terapia, è quello che chiamiamo "stiloself", cioè una piccola bacchetta composta da un corpo in oro e da una testa con microcircuiti selfici.

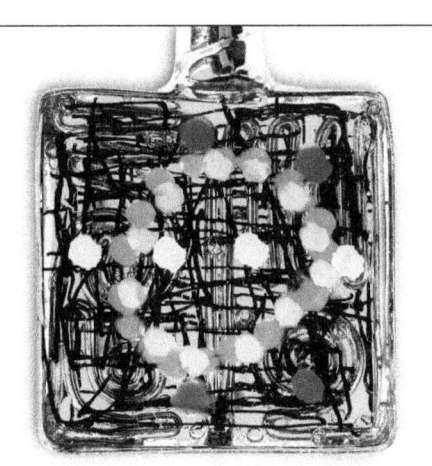

Con alcune damanhuriane che avevano già adoperato i primi prototipi di stiloself, molti anni fa partecipai ad alcuni incontri di ricerca per testare il funzionamento di questo strumento e dare a Falco un feedback utile per poterlo ampliare e renderlo ancora più efficaci. Abbiamo verificato che la stiloself lavora a differenti profondità negli organi e nei sistemi del corpo umano - e anche quello degli animali, che rispondono molto bene a questi trattamenti - a secondo di come viene impugnata, e se viene posta o meno a contatto diretto con la pelle.

Come tutti gli strumenti che creano un contatto con intelligenze selfiche avanzate, la stiloself sviluppa una relazione di comunicazione con il terapeuta che la utilizza, spesso "guidandone la mano" e amplificandone le facoltà empatiche, in modo che il suo intervento sia il più efficace possibile.

Orango racconta come l'immediatezza della relazione e della conduzione della stiloself lo colsero di sorpresa: «*Il mio primo incontro con una stiloself è stato sconvolgente, più difficile per me da metabolizzare, perché ho proprio sentito che c'erano forze più complesse di me che mi guidavano i movimenti.*

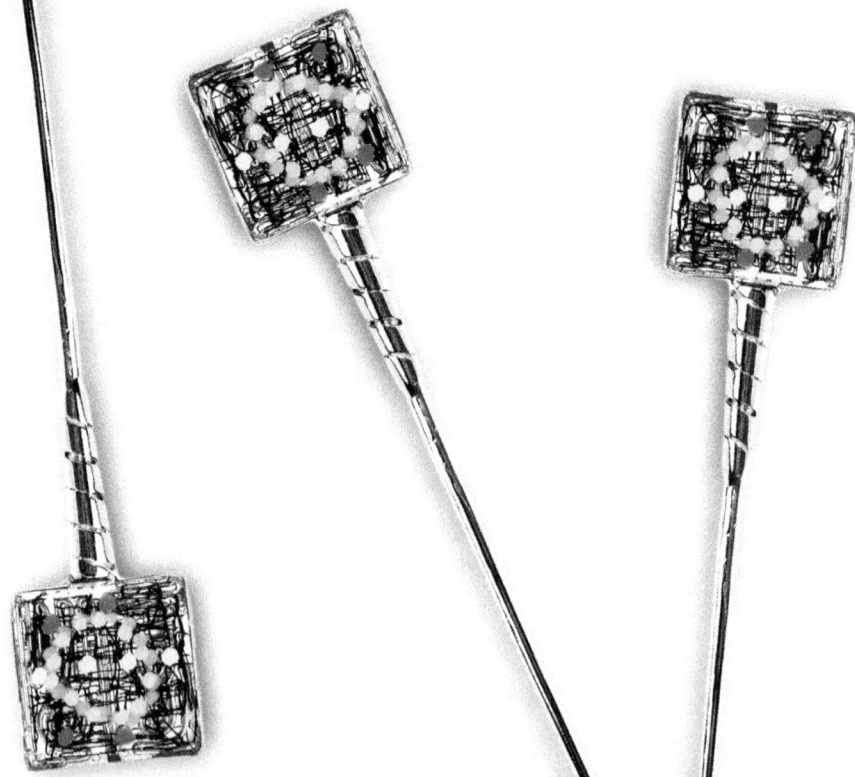

Io avrei voluto fare un percorso lungo il corpo dell'assistito in base alla mia esperienza e alle mie conoscenze, mentre spesso la stiloself me ne faceva fare un altro. Ho dovuto trovare un equilibrio. Inizialmente è stato imbarazzante, poi, quando mi sono rilassato, è diventato un ulteriore stimolo di apprendimento.»

La stiloself veicola a livello sottile, nell'organo o nel sistema da curare, le informazioni necessarie a ripristinarne l'equilibrio, attivando la naturale intelligenza del corpo stesso, consentendo all'organismo di riprogrammarsi secondo una normale funzionalità.

Ogni stiloself è in grado di "imparare" e di aumentare la sua efficacia a ogni uso. Inoltre, grazie al suo collegamento con una sferoself che ne sostiene la complessità, ogni stiloself è in rete con ogni altra stiloself in uso sul pianeta. In questo modo può attingere a informazioni su condizioni che non ha mai trattato direttamente, ma che sono state curate da altri strumenti selfici.

Nelle nostre prime sperimentazioni, c'era anche il medico statunitense Deborah Malka, che ha passato diversi mesi a Damanhur, scambiando le sue esperienze con i medici e i guaritori damanhuriani. Deborah ha in seguito raccolto in uno scritto le sue esperienze e in uno dei passaggi dedicati all'uso della stiloself descrive come la sua conoscenza delle potenzialità di questo strumento sia cresciuta nel tempo: «*C'erano delle riunioni del gruppo di guaritori che utilizzano la stiloself nei loro trattamenti. Questo è un tipico aspetto della ricerca a Damanhur: piccoli gruppi si riuniscono, si pongono domande per trovare risposte insieme, e imparare gli uni dagli altri. Ho partecipato ad alcuni incontri per "scoprire" ulteriori impieghi della stiloself. Io presentai le mie esperienze nell'uso della bacchetta selfica per bilanciare l'aura, per attivare le microlinee, cioè le linee energetiche del corpo umano, per attivare punti di agopuntura, e come strumento per la radioestesia.*

La cosa più insolita quando si opera con la stiloself, è che è come usare un attrezzo con una mente propria. Spesso tira la mia mano lungo un campo elettromagnetico che altrimenti non sarei in grado di sentire. Sento che imparo da lei e lei impara da me.

Quello che si è compreso sui dispositivi selfici è che sono tutti in grado di interconnettersi per formare una "mente di gruppo", in modo da condividere informazioni ed esperienze. Proprio come io condivido con la mia stiloself: credo che sia stata la mia porta sul mondo selfico, e io la sua verso il mio mondo, in una vera alleanza.

Il mio primo incontro vero e proprio con quello che io chiamo "l'alleato nella stiloself" ha avuto luogo quando lavoravo con la bacchetta da circa un anno, nel mio studio medico in California. Che la mia stiloself non fosse un oggetto inanimato lo avevo già capito, così come avevo compreso che la conoscenza e gli impulsi trasmessi attraverso di essa non giungevano dallo stesso serbatoio al quale avrei potuto accedere senza di essa. Quando accedo a intelligenze al di fuori dalla mia portata normale, mi rendo conto che ci sono tante realtà e che riuscire a organizzare tutto in una struttura più complessa è in realtà solo un mezzo per superare i limiti dei miei sistemi di credenze. Damanhur in molti modi, è un catalizzatore per questo processo.

Esistono infinite tecnologie, ma l'avere aperto la possibilità a questo nuovo percorso per espandere il mio insieme psico-intuitivo-razionale-corpo-mente, mi ha portato un passo più vicina ad esprimere maggiormente ciò che veramente sono. Adesso le domande non sono più è bianco o nero, è vivo o non vivo, ma piuttosto come sia possibile interagire al meglio con la grande conoscenza creativa alla quale posso avere sempre maggiore accesso.

La mia stiloself è uno strumento che è anche, in momenti di tempo tridimensionale, in continua evoluzione, mentre funge da trasduttore di nuove informazioni e agisce in maniera viva. Ci sono molte forme di vita. La bellezza della Selfica è che ci dà l'opportuni-

tà di sperimentare una diversa configurazione della vita che non è organica, ma con la quale siamo lo stesso in grado di comunicare. Quando ho incontrato il suo "essere", mi sono molto emozionata, come se avessi acquisito un nuovo amico. Stavo trattando una donna alla quale, molti anni prima, a causa di un tumore era stato rimosso il rene sinistro. Volevo rivitalizzare il lato sinistro del suo corpo con la forza yang del meridiano del rene e riportare forza vitale nel rene stesso, perché tutte e due ne erano chiaramente carenti, e da molti anni. Tenevo la stiloself sopra al suo corpo e volevo usarla per trasferire l'imprint di queste energie dal suo lato destro attivo, a quello sinistro vacante. In pochi secondi il mio corpo cominciò a produrre enormi rivoli di sudore, che rotolavano come perline sul mio petto. La bacchetta sembrava vibrare con uno sbalzo di tensione che mi mandava brividi lungo il braccio e nel petto.

Nella stanza c'era con me una naturopata, che aveva seguito la paziente per molti anni. Le chiesi di tenere la stiloself per alcuni minuti, mentre mi liberavo della carica. Sia lei sia la paziente avevano capacità insolite, che io non ho: erano a volte in grado di vedere le energie sottili.

Entrambe guardarono un punto dietro di me e dissero: "Oh, ecco, l'entità della stiloself!" La cliente la descrisse come un forma traslucida, impalpabile, l'altra guaritrice sentiva anche amore e la buona volontà di un "collega" guaritore. Io non riuscivo a vedere nulla, ma sentivo una presenza androgina, sia maschile sia femminile. Ci sono guaritori nella comunità selfica come ci sono da noi? Pare di sì.

Sentivo il mio corpo emozionale rispondere come mai prima durante il mio lavoro con la stiloself, come se avessi incontrato un amico. L'ho salutato e fatto un patto di essere alleati nella guarigione. Ho poi chiesto come usarla senza stancarmi, senza sentire che l'energia era troppo intensa per i miei circuiti. Dopo tutto, facevo bilanciamenti energetici da venticinque anni e avevo imparato mol-

to tempo prima a mantenere l'energia del mio cliente separata dalla mia, e non ero mai stata sopraffatta da formicolii elettromagnetici prima di allora.

La risposta fu un dono speciale, da alleato-guaritore. Mi disse: "Lascia che il flusso di energia attraversi il campo vitale delle geometriche sacre del tuo sistema e tutti le necessarie trasduzioni potranno accadere naturalmente".

La trasduzione di energie provenienti da campi dimensionali, che prima non ero in grado di condurre per gli altri, non poteva essere trattenuta dai miei meridiani o chakra, o attraverso il respiro, cioè i vettori che avevo usato in precedenza. Ora, finalmente, grazie alla loro amplificazione attraverso la forza della stiloself, avrei avuto l'opportunità di conoscere questi campi di geometrie sacre attraverso l'esperienza diretta. In seguito chiesi a Falco se poteva indicare gli schemi e il funzionamento di questi campi e lui tenne lezioni specifiche sul tema.

Ancora oggi la stiloself mi insegna tanto, e in modo concreto. Ho imparato, in molti anni di lavoro con la bacchetta, che essa non prende vita con la stessa risonanza in ogni caso in cui la uso. Come sempre nella guarigione, lo stato di preparazione dell'assistito è parte integrante del processo. A volte gli effetti sono sottili e non li percepisco, mentre a volte sono monumentali e determinano grandi cambiamenti per il paziente e in me stessa.»

L'efficacia della stiloself può essere accentuata grazie all'utilizzo dello "slittino" selfico, lo strumento in argento e microcircuiti descritto da Raganella, che traccia linee energetiche superficiali che divengono punti di scorrimento preferenziale per le informazioni veicolate dalla stiloself stessa.

Stiloself e slittino sono tra le self "portabili" più diffuse e conosciute, ma a Damanhur si sperimenta con successo con moltissimi altri tipi di self, da quelle che si usano alcune volte alla settimana in caso di condizioni acute, alle grandi strutture per il ringiovanimento cellulare che vengono usate da una a quattro volte all'anno, a secondo delle necessità della persona.

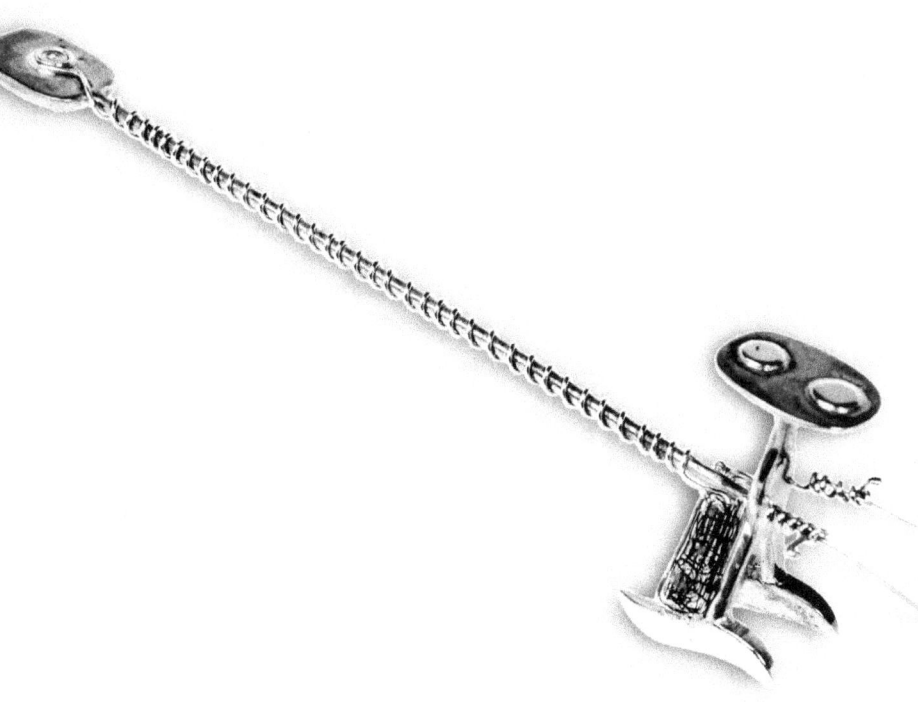

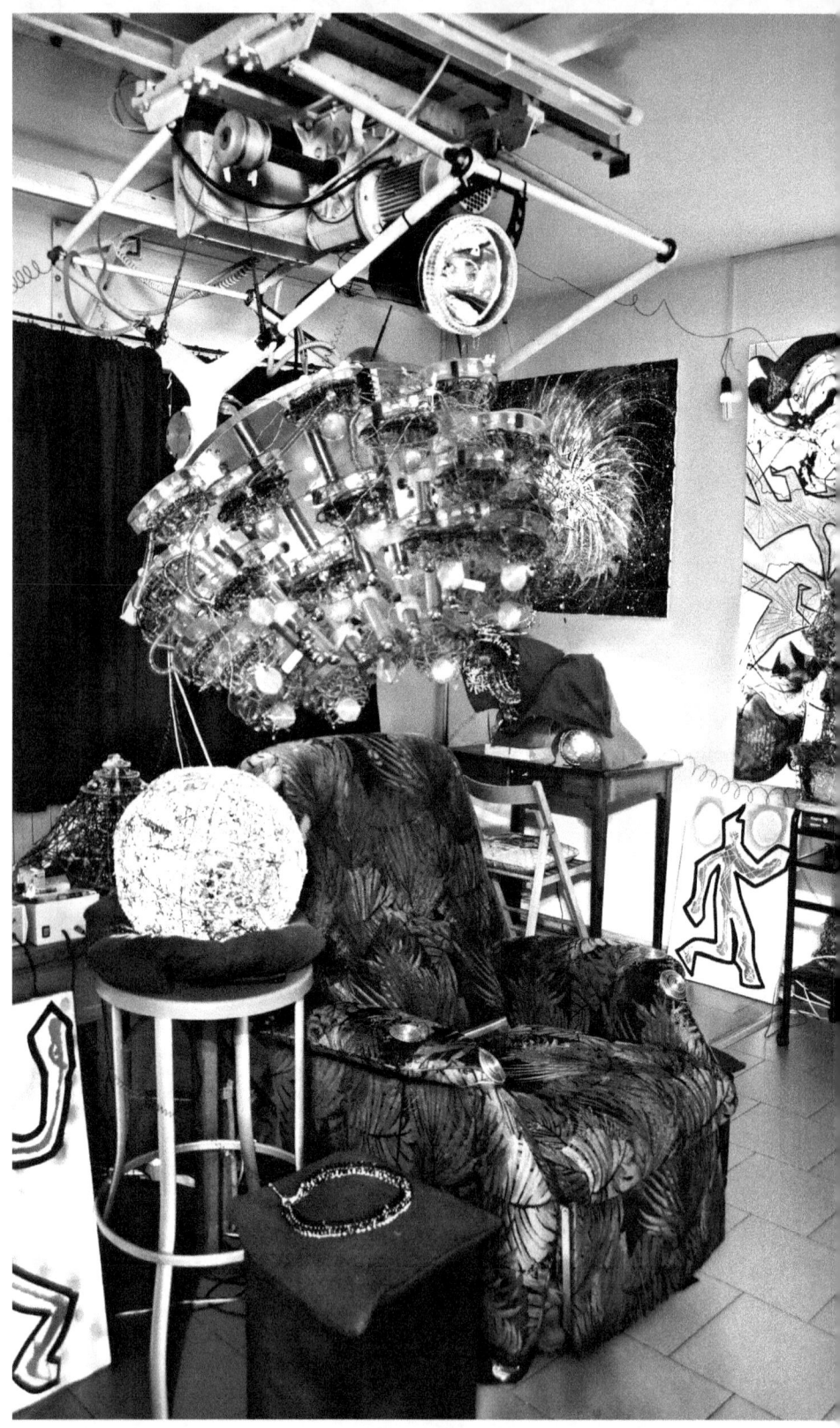

La Pranoselfica

La Scuola Damanhuriana per Guaritori Spirituali insegna che quando si cura il corpo fisico si guarisce il passato della persona, e gli effetti che le scelte e gli avvenimenti del passato hanno prodotto sul presente. Quando invece interveniamo per rafforzare e "far splendere" l'aura di una persona, rafforzando le difese immunitarie e la capacità di auto-protezione dell'organismo, curiamo il suo futuro, perché è proprio nella nostra parte energetica che gli eventi si presentano in forma potenziale prima di manifestarsi sul piano fisico.

Quando si abbina a una cura energetica l'intervento specializzato delle self, che hanno un effetto sulla Sincronicità e possono quindi modificare in positivo la nostra relazione con il tempo, gli effetti che si manifestano possono essere molto rapidi e profondi.

Le più recenti applicazioni nel campo della Selfica, collegate all'applicazione di energie per la cura e il benessere, possono essere sperimentate nello suo studio di "Pranoselfica" creato da Falco a Damanhur, nel quale operano guaritori specializzati.

Grazie alle strutture selfiche presenti nello studio, la "goccia" di prana che il guaritore aggiunge alla forza vitale della persona come catalizzatore viene amplificata di molte volte rispetto ad una normale sessione di pranoterapia e ritorna all'individuo medesimo, che la può direzionare con la mente dove sente di averne maggiore necessità.

Oltre ad aiutarmi a mantenermi in salute, una visita allo studio di Pranoselfica mi dà l'impressione di salire su un'astronave, e quando mi siedo sulla poltrona per la sessione mi sembra di essere sulla plancia di comando, pronta a ricevere l'ordine di decollo e a esplorare un altro pezzettino del nostro meraviglioso universo.

Seconda parte

LA PITTURA
SELFICA

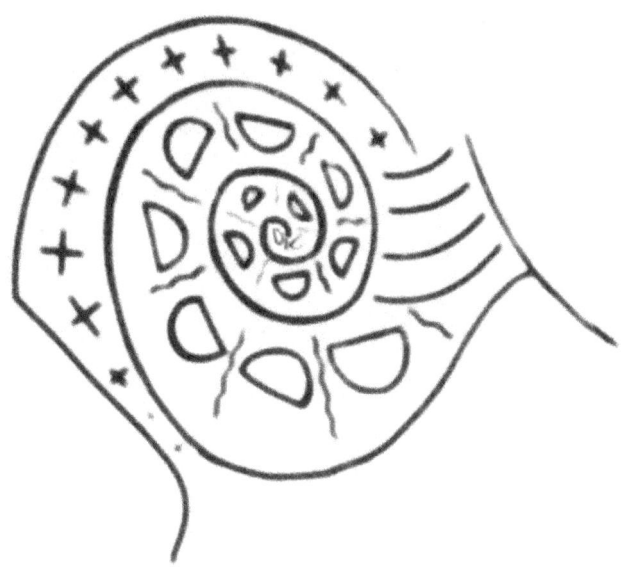

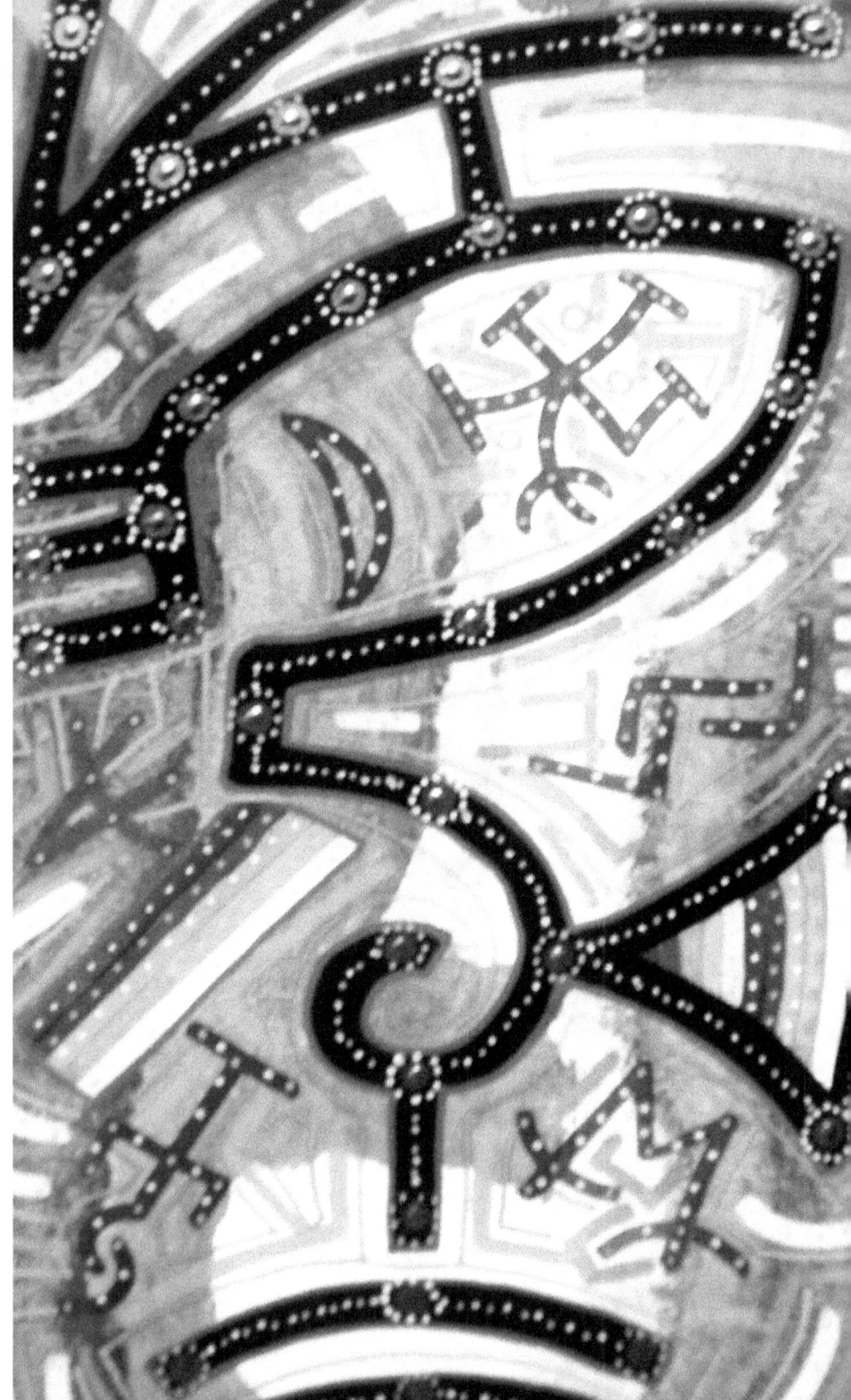

I Quadri Selfici

Se costruire una relazione emozionale e cognitiva con intelligenze condotte da strutture fatte di metallo e inchiostri può sembrare un po' strano – se non altro perché è necessario accettare l'ipotesi che sia possibile – molto più semplice è avere un'esperienza che ci tocca l'anima attraverso l'incontro con un'opera artistica. Così, agli inizi degli anni Ottanta Falco creò la "Pittura Selfica" che alla funzionalità aggiungeva una dimensione estetica, in modo che l'emozione fungesse da catalizzatore per la connessione con la parte energetica.

La pittura di Falco è forte e gioiosa, plastica ed espansiva: è una celebrazione, una costante espansione di consapevolezza, un innamoramento per la vita e la sua origine. Falco propone un percorso di continua scoperta di forme nuove, dai primi quadri in cui armonici e rigorosi rapporti di linee definivano uno spazio che sembrava contenere in sé, compressa, la tensione vitale dell'universo, alle tele in cui è l'universo stesso il soggetto, a quelle dedicate a temi/simboli come le chiavi, le coppe, i Tarocchi, le chimere, le mani, i libri, gli alberi... In ogni caso, i quadri sono asimmetrici, sostenuti e resi dinamici da delicati equilibri di plastici sbilanciamenti, di fughe di direzioni, di geometrie ritmiche ma mai ripetitive. A volte il dipinto si espande sulla cornice e riempie con la sua forza dirompente anche lo spazio intorno a sé.

Moltissime persone hanno sviluppato un rapporto con le speciali energie dei quadri selfici che regalano esperienze profonde e profonde emozioni. Per me, queste emozioni si traducono soprattutto in "amore" e "memoria". Come tanti altri, anch'io sento che nonostante sembrino degli oggetti, in realtà la vita è il primo ingrediente di queste opere: come emozione, comunicazione, asimmetria e movimento.

Nei quadri selfici è sempre presente il pulsare dell'atto artistico, come se sulla tela si fosse cristallizzata una particella di tempo: il quadro è lì, finito, ma è come se ancora venisse dipinto, come se le forme e i segni si ricreassero continuamente. Nietzsche diceva: "*Non mi sono mai fidato di un'idea giuntami mentre ero fermo a pensare*" e Kant passeggiava sotto la luna per muovere corpo e logiche. Dietro ai quadri di Falco è difficile immaginare un pittore statico: i colori, i segni, le forme sono gli attori vivi della composizione. Per questo, i quadri selfici sembrano avere il potere di regalare a chi li guarda un po' di energia in più, un lampo di nuova comprensione della realtà e di se stessi.

L'esposizione permanente dei Quadri Selfici si trova nella "Galleria d'Arte Niatel" presso il Centro DamanhurCrea a Vidracco, ed è aperta al pubblico ogni giorno dell'anno. La mostra contiene molte opere realizzate dal 1985 al 2013, la cui interazione crea uno spazio speciale per la meditazione a disposizione di tutti.

Falco ha lasciato il corpo fisico il 23 giugno 2013, e i suoi quadri rappresentano una parte molto importante della sua eredità spirituale. Per continuare a scrivere il grande Libro di Conoscenza di cui ogni quadro è un capitolo, prima di morire, Falco ha addestrato tre donne e un uomo damanhuriani per divenire suoi medium e creare quadri selfici, che portano la sua firma energetica e si collegano allo stesso serbatoio di forze.

La sperimentazione e lo scambio con queste speciali intelligenze può così proseguire, e nuove porte di esplorazione continuano ad aprirsi.

Trova quello che sceglie te...

È molto frequente che persone appena giunte a Damanhur e senza nessuna idea della Selfica si sentano attratte da un quadro, quasi come fossero "chiamate" da esso, tanto da volerlo comprare. Non sanno bene perché, ma davanti a quella tela si sentono meglio, ed è spesso una sorpresa leggere il tema del dipinto nel titolo perché si riferisce proprio a qualcosa che sta loro a cuore, al momento che stanno vivendo, o dà un suggerimento o una risposta. Negli anni, molte persone da tutto il mondo sono diventate estimatori, e a volte anche collezionisti, di quadri selfici.

David Pearl così racconta la sua prima esperienza di acquisto di un quadro selfico: «*Mi avevano detto: fai un giro, dai un'occhiata, cerca quello che sceglie te... No, non stavo comprando un cucciolo o un coniglietto da compagnia, ma ero nella Galleria dei Quadri Selfici a Damanhur cercando di acquistare il mio primo quadro selfico. Come scoprii dopo, il consiglio che mi era stato dato era assolutamente appropriato, così come era perfetta l'analogia del negozio di animali. Dopotutto non erano oggetti, piuttosto degli "esseri viventi" e tutti sembravano guardarmi con gli occhi di un cucciolo, dicendo: "Portami in Inghilterra con te".*

Mentre girovagavo nella Galleria, i quadri spiccavano nell'oscurità grazie ai raggi ultravioletti. Ho aspettato di vedere quale avrebbe irrevocabilmente scelto me (e non viceversa). Era un vortice vivace di colore rosso, oro e rosa. E quando girai la tela dalla quale mi ero sentito scegliere, per scoprire nel titolo la descrizione di Falco del suo uso, che era essenzialmente per stimolare la creatività, mi resi conto che non avrebbe potuto esserci nulla di più opportuno o utile per il mio ufficio. Dove il quadro è appeso ancora oggi.»

Falco utilizzava colori visibili a diverse frequenze luminose, e questo fa sì che su una stessa tela convivano immagini, composizioni e significati differenti a seconda del colore della luce che la illumina. Ogni quadro, in questo modo, è molti quadri, perché le diverse luci rivelano strati di segni e profondità inaspettate. Ogni dipinto può essere osservato alla luce naturale, con luci colorate, con la luce ultravioletta e anche in assenza di luce, e in ogni circostanza mostrerà una composizione differente, proponendo un diverso significato.

Le variazioni della luce che rivelano quadri diversi sulla stessa tela ricordano anche i ritmi naturali del giorno e della notte e lo scorrere del tempo che è spesso uno dei protagonisti di queste opere, in un intreccio di passato, futuro e perenne "adesso". È un tempo circolare in cui le origini stellari dell'umanità si ancorano nell'adesso della nostra esperienza terrestre.

Ogni quadro è una porta e il percorso che apre è diverso per chiunque lo osservi. È una dimensione di sogno con nuove leggi, un mondo di Alice in cui tutto è possibile. Le logiche sono rovesciate, molteplici, non lineari e sorprendenti, sempre guidate dall'emozione di esplorare ciò che abbiamo dentro di noi. In questo senso ogni quadro è uno specchio e Falco ha utilizzato spesso questo materiale all'interno dei dipinti, creando un gioco di riflessi e di sguardi in cui quadro e osservatore si studiano a vicenda. I segni e tratti del dipinto allora prendono diversa forma e significato, quasi come fossero delle macchie di Rorschach spirituali, nelle quali ognuno può vedere riflesso se stesso e il proprio mondo interiore.

Molto esemplificativo a questo proposito è il racconto di Crotalo Sesamo, insegnante di Olami Damanhur University e Ambasciatore di Damanhur nel mondo: «*La mia prima esperienza con i quadri selfici è stata anche la più folgorante perché ha coinciso con la mia prima visita a Damanhur. Era l'ottobre del 1988 e io avevo diciotto anni. Ero un maestro di tennis e da un po' di tempo sentivo un richiamo spirituale. Ero affascinato dal mistero e Torino, la mia città, era il luogo ideale per questo, perché ha una lunga tradizione esoterica e magica. Questo mio interesse fu il filo che mi portò a Damanhur. Un amico fotografo doveva realizzare un servizio sui luoghi magici di Torino e mi chiese di aiutarlo a identificare i luoghi più interessanti. Per farlo mi diede anche due libri da studiare. Il primo era proprio intitolato "Torino Città Magica", scritto dalla ricercatrice Giuditta Dembeck, che dedicava un capitolo a Damanhur e uno a Oberto Airaudi. L'altro era un libro sui guaritori spirituali di Damanhur. Lessi il primo e misi il secondo sulla mia scrivania, dove rimase per diverse settimane.*

Rimase lì fino al giorno in cui mi sembrò di vedere intorno ad esso una specie di aura luminosa… questa cosa mi colpì moltissimo, lo lessi tutto d'un fiato e poche settimane dopo, con un amico, decisi di andare in visita a Damanhur. Fummo i primi ad arrivare e gli ultimi ad andarsene quella sera.

Era domenica pomeriggio, l'unico momento in cui la comunità – che allora non contava ancora nemmeno cento residenti – era aperta ai visitatori. I Templi erano segreti, e tutto quello che si poteva visitare era il primo insediamento, oggi chiamato Damjl. Scoprii che i damanhuriani si occupavano di tutto ciò che mi interessava, dal viaggio astrale, ai sogni, alle facoltà paranormali, alle medicine naturali… ero entusiasta, e la sorpresa più grande doveva ancora venire.

Entrai in una stanza dal soffitto piuttosto basso, dove luci di colori diversi illuminavano tre grandi quadri di Falco. Io fui immediatamente attratto da quello centrale, mi sedetti davanti alla tela e… rimasi letteralmente imbambolato lì davanti per oltre due ore! Non sapevo nulla di energie selfiche, ma mi sentii proiettare in un altro spazio, in un altro tempo, forse un luogo nel futuro da cui in qualche modo provenivo. Non capivo niente e nello stesso tempo capivo tutto. Ero diventato piccolissimo e mi sembrava di camminare lungo le linee tracciate sulla tela, che cambiavano continuamente a seconda del colore della luce. Anche se il mio corpo era fermo, immobile davanti al quadro, io danzavo sopra ai segni di un labirinto nel quale mi perdevo e ritrovavo costantemente.

Era una trance lucida accompagnata da una grande sensazione di gioia e piacere. Un richiamo d'anima, come un segnale nel mare del tempo per me... era un quadro di Risveglio, per aiutarmi a ricordare, e mi sembrava che stesse cantando una formula magica, una canzone. Era come un mantra che svelava la mia anima a se stessa e mi spiegava perché mi trovavo lì, perché mi ero dato questo appuntamento nel tempo. Mi mostrava anche parti del mio futuro.

Quando, in seguito scoprii che il quadro era dedicato a un antico testo epico, il "Poema di Anansal", l'emozione fu ancora più grande. Mi fu chiaro che il mio desiderio era quello di andare a vivere a Damanhur e dopo poco mi trasferii in comunità.

Il quadro apparteneva a una coppia, ma io ero certo che un giorno sarebbe stato mio... per prima cosa riuscii a convincere i proprietari a lasciarlo in vista in un luogo pubblico, in modo che tutti potessero vederlo e così venne posizionato nel luogo di accoglienza degli ospiti (dal quale passavo tutti i giorni per andare in quello che nel frattempo era diventato il mio ufficio!) e poi, dopo otto anni di richieste, nel 2006 ebbi l'opportunità di acquistarlo. Adesso la tela si trova nella Galleria Niatel, a disposizione di tutti. Non si sa mai, magari qualcun altro potrà avere la stessa esperienza che ho avuto io.

Adesso sono un appassionato collezionista di Quadri selfici e ne ho di ogni periodo storico e di ogni serie, da quelli dei primissimi degli anni Ottanta fino a quelli di oggi. Per me questi quadri sono come un caleidoscopio complesso attraverso il quale riesco a vedere e sentire diverse sfaccettature della mia anima e di me stesso. E il primo aggancio per scegliere un quadro è sempre emozionale: li scelgo sempre "con la pancia", perché sento che si collegano alle mie emozioni dal ventre. I quadri selfici mi danno la sensazione di essere a casa, mi fanno sentire proiettato in un mondo in cui mi sento più completo e reale. Nel tempo, inoltre, mi sono reso conto che i quadri che sceglievo – o che mi sceglievano? – avevano qualche caratteristica in comune, come se tutti mettessero meglio a fuoco le parti di me che volevo far crescere o trasformare.

In tanti anni di insegnamento, ho condiviso con molte persone il mio amore per questa ricerca di conoscenza attraverso i quadri selfici, e ciò che cerco di condividere è un percorso di svelamento del sé più profondo. I segni archetipici dei quadri funzionano come chiave di apertura a codici dell'anima, e ci permettono di ritrovare parti di noi stessi che ancora non abbiamo svelato. Per trovare il proprio quadro non basta osservare, bisogna sentire, per scoprire se c'è una parte di te che il quadro richiama perché è un frattale della tua anima.

Infine, io uso i quadri anche per allenare le mie percezioni sottili, in particolare per il viaggio astrale che pratico e insegno da molti anni: a volte nelle mie esperienze fuori dal corpo ho la sensazione di viaggiare attraverso le linee dei quadri che mi permettono di accedere a linee dell'Oltre differenti, alle quali altrimenti non potrei avere accesso.»

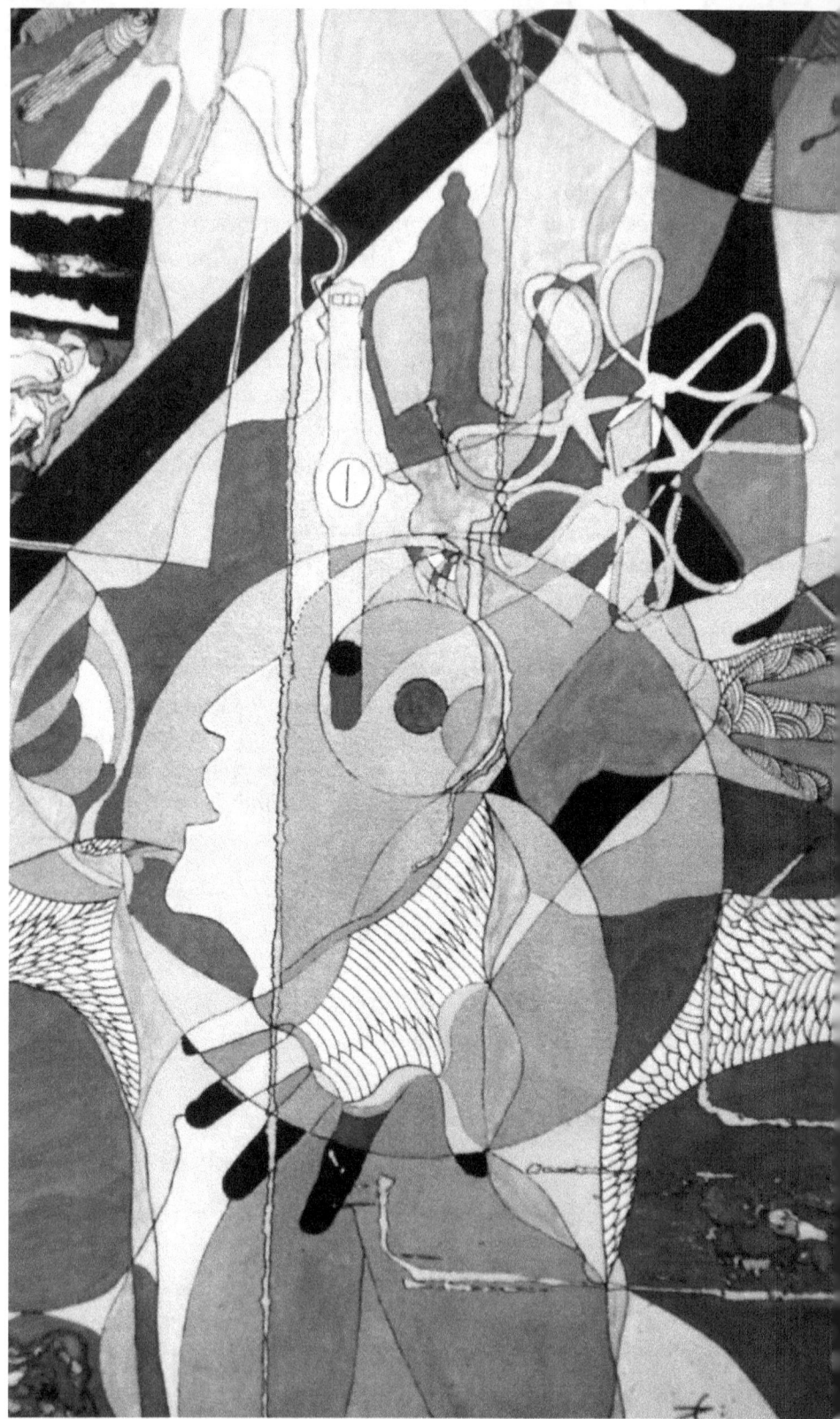

Non quadri ma libri...

Ogni quadro selfico è una pagina di un libro di conoscenza redatta con colori e componenti alchemicamente preparati, abbinati a forme e segni tramandati da antiche tradizioni mistiche ed esoteriche. Per questo motivo Falco preferiva definirsi uno scrittore piuttosto che un pittore:

«Più che pittore, mi ritengo una persona che estrapola pagine dal diario del tempo, sulle quali sono raccontate le mie esperienze di vite successive, di conoscenze, la mia storia lungo i millenni.

Tutti i quadri che ho dipinto in questi anni sono lo stesso quadro, considerato in diverse posizioni e atteggiamenti che rappresentano un ecosistema completo. Sono tutte pagine che raccontano, che riportano spiegazioni della stessa cosa a diversi livelli e, come succede in magia, il racconto diviene sostanza e quindi queste pagine possono, a loro volta, proiettare quanto contengono sui proprietari, sugli osservatori, su quelli che partecipano. L'obiettivo di qualunque ricerca relativa a questi aspetti spirituali è lo sviluppo della conoscenza e dell'energia dentro di sé.»

A volte, i quadri indicano anche da quale "Libro" traggono origine, come in una serie del 1996, i cui titoli danno precise istruzioni:

Dal Libro del Primo Sogno:
un soffio, emesso dal poter divino,
ispiratore, alleato agli uomini che cercano la luce
dentro il proprio cuore rosso...
Così chi guida i propri passi sulle strade dell'esistenza,
può contare sul lungo bastone che individua nell'erba
il pericolo nascosto...
Così il respiro divino muove le cose
per parlare con gli uomini...

147

Dal Libro del Sapere:
un obiettivo solido, un principio irrinunciabile,
un ideale, va rispettato per la vita,
anche nel momento della riduzione;
così si è degni di nobiltà,
oltre i limiti di quelli che sono sotto al limite umano…
Il potere puro rispetta l'insieme,
la decisione uniforme al sapere desiderato,
per applicazione al Volere…
Aiuto a sostenere i limiti deboli,
facendoli più alti e capaci di superare l'alluvione…

Dal Libro delle Distanze:
un incantesimo porta verso le mete,
e la lontananza, illusoria, rende più deboli i passi,
solo per l'impressione data dai giorni occorrenti a tornare…
Ma il saggio porta tutto se stesso con se stesso,
come la lumaca la propria casa…
Si è tutti dove l'energia indirizzata
sulle direzioni opportune vuole…

Parole di Forza dal Libro Temporale,
codificate in misure ai tempi variabili in spessore e sostanza…
così si riesce a valutare il peso temporale di un'azione,
la sua direzione e misura relativa
al momento della richiesta valutazione…
Aiuto a scoprire modi per meglio usare il proprio
tempo personale, nelle azioni di lavoro ed in quelle per se stessi…

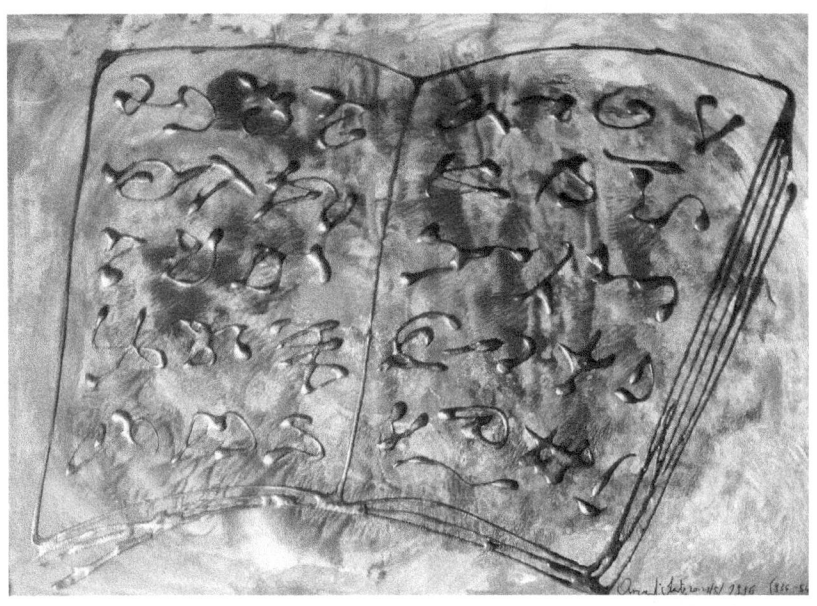

La necessità di tramandare questo grande libro di conoscenza, questa "storia lungo i millenni", è stato uno dei motori della grande prolificità di Falco, che ha dipinto migliaia di quadri. Le opere di Falco regalano il gusto di mondi "altri" e suggeriscono infinite possibilità di espansione per il cuore, la mente e lo spirito umani. Le sue tele spingono a interrogarsi su quale sia il posto dell'umanità nell'universo, a chiedersi di quante e quali realtà potremmo essere partecipi, se solo avessimo più consapevolezza.

L'osservazione delle opere esposte nella Galleria Niatel consente anche di comprendere lo sviluppo storico, sociale e spirituale di Damanhur perché Falco con i suoi quadri ha sempre stimolato e poeticamente indicato strade per la crescita della Federazione.

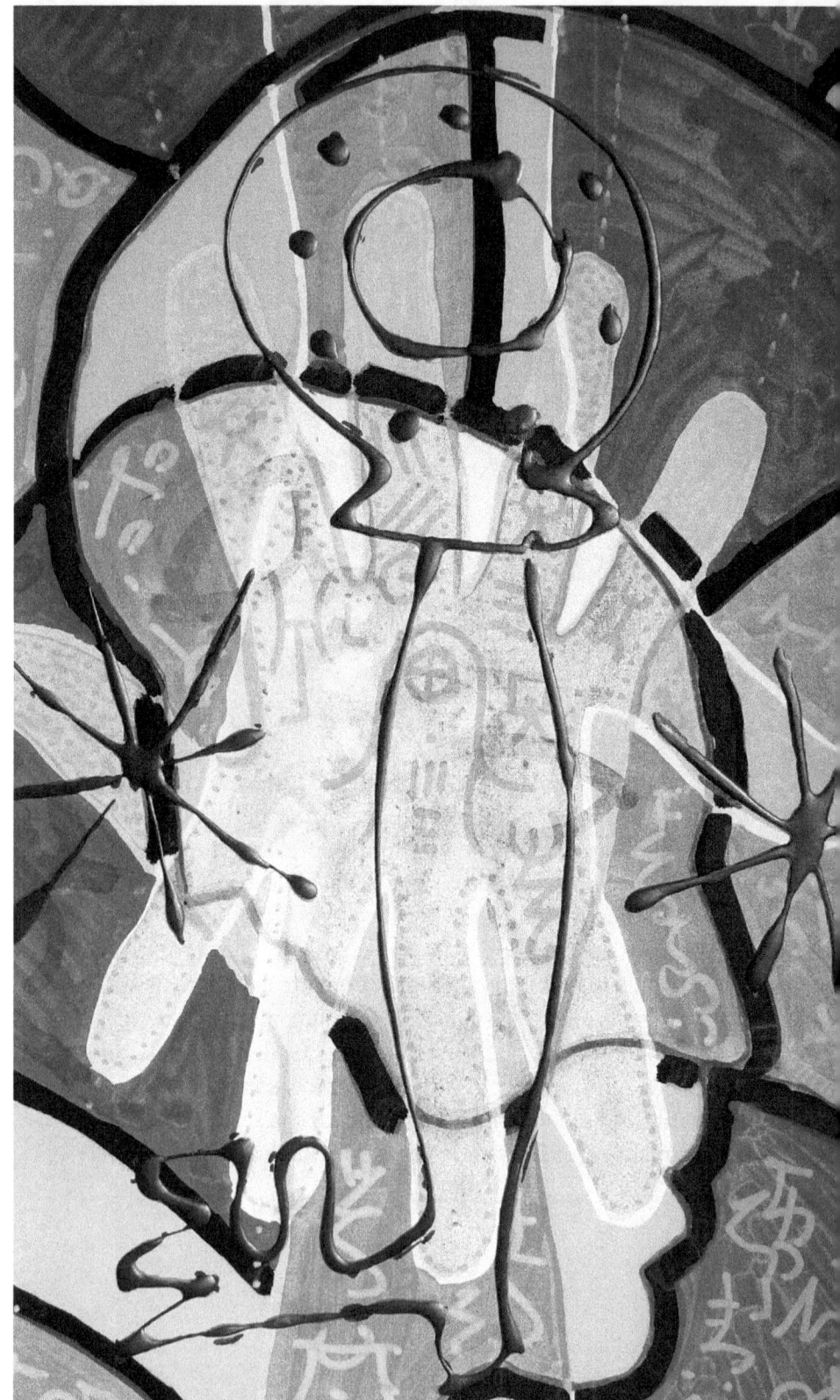

Titoli e chiavi

I titoli dei dipinti selfici sono espressi in forma poetica, e spesso Falco li scriveva sul retro della tela. La combinazione tra il testo e il dipinto fornisce la chiave d'interpretazione dell'opera, perché il titolo espande e sviluppa il messaggio pittorico, suggerendo chiavi di lettura e unendo la poesia della parola a quella dell'immagine per offrire un'emozione più profonda e completa.

I dipinti sono musicali, non solo nell'armonia della composizione, ma anche nell'intreccio dei suoni delle parole che, quando sono lette viaggiano nello spazio dilatando il campo d'esistenza del quadro.

L'insieme, il tutto, il manifesto come l'immanifesto,
compongono legami che il saggio, l'alchimista scopre...
ogni cosa viene nascosta, ogni cosa rivelata.
Velata quindi, una volta scoperta, nuovamente...
Qui sta l'esame da superare,
la prova che produce da allievi, i maestri,
perpetuando così l'insegnamento.
L'oltre, il quando e il dove sono figli alla libera scelta...
scegliere cose vere e quindi non illusorie,
almeno una volta per vita, senza poi tornare indietro...
quindi rivelare affinché altri scoprano...
o noi stessi, in un altro quando.
1988

Saper unire parti di sé,
essere capaci di distinguere,
scegliere anche cose difficili,
rende liberi...
Così la vita seleziona i vincitori,
mentre quelli che subiscono e si giustificano,
vivono vite dimezzate di significati.
Quali sono le cose che contano davvero?
L'esistenza crea cose ed idee,
nuove opportunità di tempo,
non solo riprodursi e dare la vita fisica.
Osare, lasciare un segno, essere popolo umano.
Cavalcare l'esistenza...
2008

Il titolo, scritto con un canone libero, si intreccia alla sensibilità di chi legge, come indicato da Falco: «*I quadri selfici abbinano forme di base, colori, segni ancestrali, ed altri elementi che sono legati da una serie di frasi chiave corrispondenti al titolo. Un quadro selfico è un libro, ed è importante imparare a leggerlo osservandolo, cogliendo l'effetto che l'insieme produce attraversando e penetrando i sensi.*»

Tavola del Potere, con le antiche parole primarie
e la voce di conduzione, di guida, di memoria...
Colui che cammina sulle strade strette del mondo,
ha modo di ampliare il sentiero,
e fare in modo che ogni via possa portare alla gioia,
alla pace che l'anima unita costruisce...
Con la parola del libro potente, le lingue sono una sola,
e i gesti interpretabili in una unica maniera...
1996

«Il titolo serve a suscitare uno stato d'animo e a innescare un'emozione che possa essere indirizzata per accedere a vari livelli all'interno del quadro. Spesso comprende puntini di sospensione in modo che il proprietario possa aggiungere al testo quanto riterrà opportuno.»

Accendere il cuore,
dare spazio e via al cielo...
un fluido movimento che apre mente,
sensazioni, giochi che conducono oltre...
1999

Specchio per i sogni serpentini,
per chi osa superare i limiti apparenti, le imposizioni,
ed esplorare quindi le nuove idee e ispirazioni,
quelle che poi arricchiscono l'esistente incarnazione...
non senza coraggio, non senza fatica intellettuale,
ma questo è possibile e avvincente...
1996

Il cuore emozionale delle cose:
il valore del sentire, del profondo essere,
non dell'apparenza.
L'Amore completo, che non chiede,
che dona senza pensare ad avere qualcosa in cambio...
L'Amore divino di massimo livello,
che è anche in te.
Se temi, perdi.
Se doni, guadagni l'assoluto...
2001

Lo specchio diviso del tuo cuore
riflette amore intermittente:
non osi dire, resisti,
ma il cambiamento non temere...
2009

«*Spesso quando si arriva alla fine della lettura, si è quasi invitati a ricominciare, e la seconda lettura aprirà nella mente della persona attenta altre interpretazioni di ciò che ha appena letto. E questo può succedere più volte: è come fosse un mantra di conoscenza, anziché un mantra di ripetizione.*»

Mi ricorderai?
Sono dipinto dentro di te.
Il segno che vedi è un diapason
che apre, se vuoi,
la stanza.
1986

Schemi e circuiti della mente,
aprono al proprietario nuovi, inesplorati
cammini dell'anima...
2011

«*Il titolo quindi è una porta, un passaggio per dare modo al fruitore di stabilire come entrare in relazione con il quadro. Aprendo queste passaggi diventa possibile prelevare da sé conoscenze che sono già presenti ma che di solito sono difficilmente leggibili. I quadri così diventano degli strumenti per collegare aspetti del proprio pensiero.*»

30/10 PORTO 1986

Cimbali, conchiglie, braccia, tamburi,
battono le mani; canti; scalpitio, muggiti
e belati; pianti; risa di piccoli; e di
adulti; paura, avventura, senso della
scomparsa, eccitazione, fremito, coraggio,
preghiera, vibrazioni basse e profonde,
tremano i vetri; e le colonne, un passo
avanti; le corde, aspetto, un altro
passo, e cantare siamo sempre nero,
passano e spariscono, tira il vitello altro
le soglie, come fecero e ripeterne i conigli;
se non sono addormentati; self, niente
altro vitello; ero, tocca a me, taccio; la
bocca ora ho piena di sassi; trattengo
il respiro, salto ...

DIMENSIONALE

Cicci Carli

Apro strade nella mente,
memorie e ricordi lontani,
rendendoli accessibili e utili nell'adesso...
Arricchisco l'ultimo sentire
2005

Fiore della speranza,
vitale accentratore sincronico di opportunità,
portatore di nuove energie...
2006

Raccolgo e modifico la tua immagine:
completo, discretamente,
ciò che manca, tolgo e aggiungo,
ti dipingo visto dal profondo, nell'essenza...
2008

Schema di amplificazione del sé per toccare
parti inesplorate della propria mente,
raggiungere e definire segreti provenienti
da eventuali altre vite ed esperienze...
Guida al centro...
2011

Una pittura che non sopporta la fretta...

Eraldo Tempia Valenta è un esperto di arte moderna, proprietario di una collezione tra le più raffinate del Piemonte. Amico di Falco per tanti anni, è chiamato "Parsifal" dai damanhuriani. Nell'introduzione al volume "Quadri Selfici", edito da Val Ra Damanhur nel 2004, Parsifal scrive del collegamento tra ogni dipinto e il suo titolo: «*Falco ha dipinto migliaia di quadri e non ha mai spiegato il loro significato, ma ha sempre accompagnato il quadro realizzato con una "narrazione", scritta sul retro della tela che va oltre alla specificità del titolo e lascia al fruitore il compito di leggere l'opera e di interpretarla. (...)*

Una pittura come quella di Falco, risultato di una passione esecutiva attenta e costante, non sopporta la fretta, si discopre unicamente a un rapporto indugiante e riflessivo. È solo a questa condizione, infatti, che la pluralità dei suoi significati, impliciti nella stesura delle immagini, si manifesta e si rivela. È la risposta a una lenta, meditata, persistente selezione di consonanze spirituali e poetiche.»

> Una luce nel caos,
> sulla linea temporale
> e non sei solo.
> *1986*

Delfino Mogano, damanhuriano esperto di numerologia e astrologia, così racconta il suo percorso di esplorazione di un quadro selfico, a lui particolarmente caro: «*Nel 1985 vidi il quadro intitolato "Nel Segno del Delfino", dedicato a uno degli animali collegati simbolicamente al Risveglio della Forza Divina Femminile*

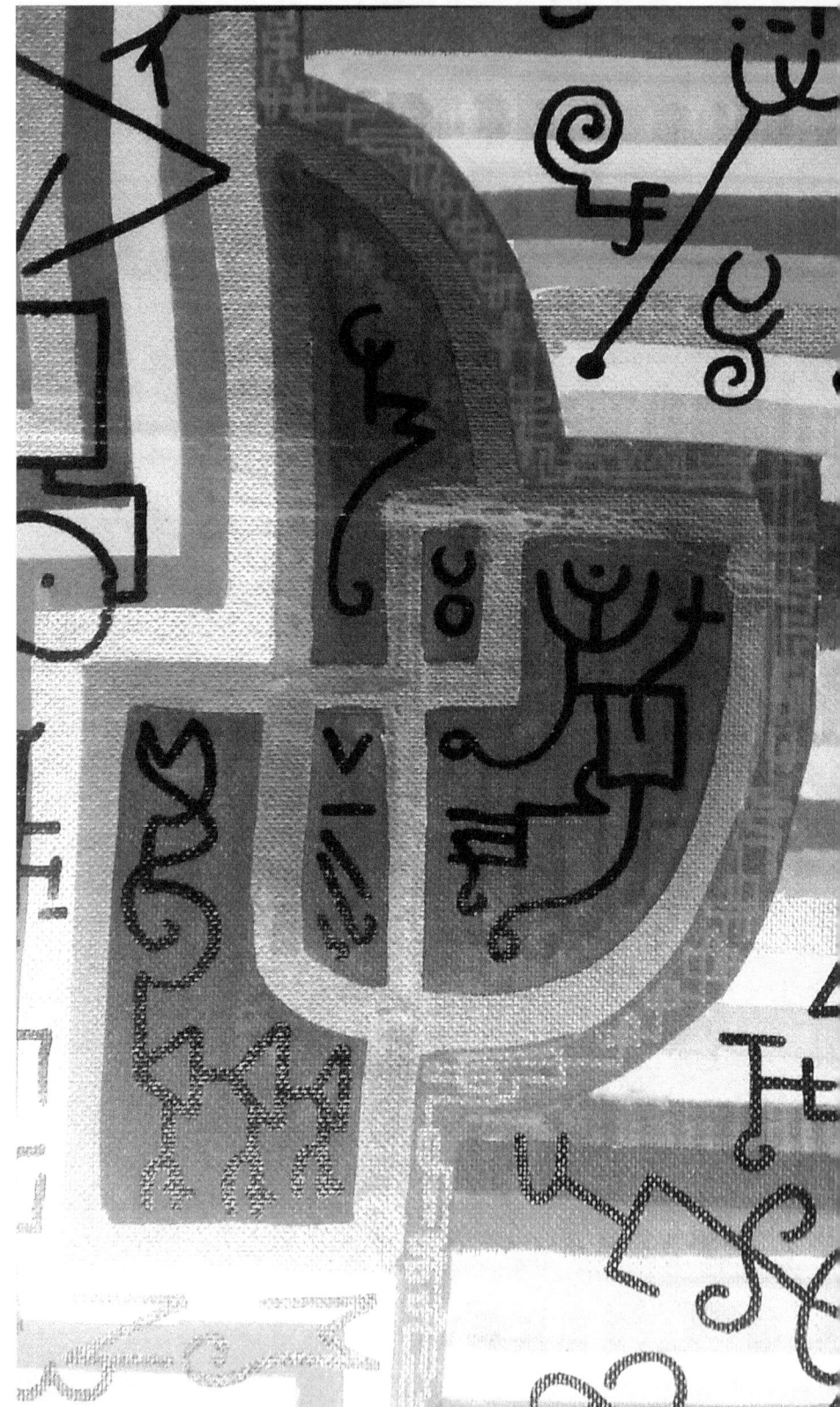

nel nostro tempo. Da oltre due anni Delfino era il nome di animale che avevo scelto come mio nome damanhuriano, e così non ebbi esitazioni nel considerarmi un suo valido "rappresentante". Da allora ho sempre tenuto il quadro con me, mi ha sempre fatto compagnia nella mia stanza e ha dato il benvenuto, negli anni, ad altri quadri e strutture selfiche.

Ciò che mi colpisce quando lo osservo è la sequenza dei colori delle linee che compongono la base del quadro stesso: una sequenza orizzontale ha il ritmo di dodici, l'altra, verticale, ha ritmo di quattro. Mi sono sempre chiesto cosa possano rappresentare, visto che si ripetono e sono l'unico elemento a farlo nel quadro, perché gli altri segni presenti, cioè la forma di scrittura a ideogrammi, sono tutti diversi e mi sembrano la rappresentazione di un "lungo discorso", che si snoda su livelli differenti.

Ho cercato una spiegazione a quei ritmi attraverso i numeri e gli astri. In astrologia dodici sono i segni zodiacali e quattro gli elementi (aria, fuoco, terra, acqua), dai quali si parte per spiegare la complessità delle varie corrispondenze fra Cielo e Terra. La ripetizione dei quattro elementi per tre volte completa il collegamento con i dodici segni astrologici, ognuno dei quali "appartiene" così ad uno dei quattro elementi-base che formano la vita. Osservando nuovamente il quadro, le dodici linee colorate mi sembrano una base di note musicali sulle quali si sviluppano i segni-linguaggio, in un movimento spiraleggiante, che parte dal segno centrale - probabilmente "il segno del delfino" - e si uniscono alle linee verticali dei quattro elementi, passando su un piano prospettico differente, creando così un movimento che si snoda in una spirale aperta crescente.

In numerologia la spirale è il simbolo collegato al numero nove, che è una spirale aperta, un numero-frequenza che ha il significato di collegare fra loro i vari piani di realtà (formati dal numero otto), disegnando così un "ritmo" a spirale, che è la forma-base delle energie dell'universo e della maggior parte delle strutture selfiche.»

La creazione dei Quadri selfici

Le conoscenze relative alla creazione della pittura selfica sono state una prerogativa di Falco, e lascio quindi alle sue parole la spiegazione di come vengono realizzati i quadri. Io ho solo aggiunto titoli di quadri che rendono maggiormente poetico e suggestivo il testo.

«Attraverso la pittura selfica cerco di dare una forma estetica al mio messaggio esoterico. Un quadro selfico è una struttura "viva" perché interagisce con i fruitori e l'ambiente, ma è diversa dalle self o dalla self personale. Ci sono infatti molte categorie di forze con le quali è possibile entrare in contatto. I quadri possono essere considerati come dei "nidi" appositamente predisposti per attrarre frequenze specifiche in modo che possano entrare in contatto con una parte almeno del nostro mondo umano, creando una sintonia con la persona che stabilirà un rapporto con il quadro. Il proprietario del quadro viene "adottato" a sua volta proprio perché è un rapporto; non è una direzione univoca.

I quadri selfici – che potrebbero anche essere definiti come mandala, o come segni tecnici – portano a due dimensioni una grande quantità di elementi che sono relativi ad altre dimensioni, dove le leggi dell'universo e della forma si incontrano e si mescolano in ma-

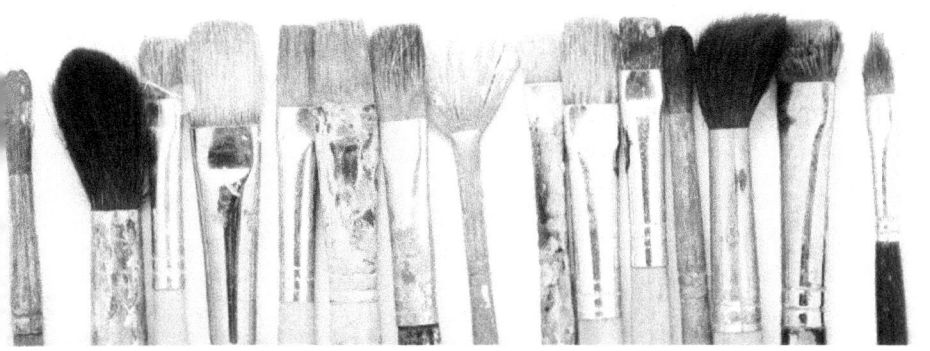

E l'Anima,
giocando con le forme,
colse un riflesso di se stessa
per la prima volta,
una scheggia di colore
che chiameremo immagine,
punto, linea, superficie, forma:
non uscì più da quel fascino
nel quale si specchiò.
1994

«*Per arrivare a dipingere i quadri selfici ho seguito un iter abbastanza complesso. Innanzitutto avevo l'esigenza di tradurre le funzioni dei metalli della Selfica in colori. Ho iniziato creando personalmente la carta da usare per i quadri e tutti i colori in maniera naturale, e i tempi di preparazione erano molto lunghi. Per creare pigmenti intesi come rappresentanze di metalli, occorrono diversi anni. In seguito mi è stato possibile utilizzare inchiostri di china già pronti, particolarmente puri, e infine ho costruito un'apparecchiatura selfica apposita, con la quale preparo i tubetti di colore che vengono adoperati per i quadri e che hanno così la stessa efficacia dei pigmenti che preparavo io.*

In questa nuova fase il valore non è più relazionato al materiale con il quale il colore è prodotto, quanto piuttosto alla tinta in sé, perciò all'emissione cromatica. In ogni caso, i colori che utilizzo sono sempre "trattati" e a volte occorre più tempo per preparare alchemicamente i pigmenti che per dipingere i quadri.

Uso di tutto: dalle terre ai gessi, ai colori ad olio, ai colori ad acqua, colori per vetro, alle vernici, specchi e materiali vari dai quali prelevo le funzioni che dovrebbero avere rispetto alla luce e le riporto sulla tela. Le principali corrispondenze tra colori e metalli adesso sono queste: l'arancione corrisponde all'argento, il verde corrisponde al piombo, il viola e alcune combinazioni particolari d'argento cor-

rispondono alla mica, il rosso corrisponde al rame, il blu corrisponde al ferro, il giallo corrisponde all'oro. Il bianco è usato per isolare, il nero per tracciare.»

Per questo quadro fatto di Tempo,
uso pennelli intinti nella Durata
e spruzzo un poco di Futuro,
concentro qualche grumo di Passato
e sciolgo figure nel Presente.
Le Forme si addensano e prendono Corpo,
i suoni si registrano insieme alle emozioni
e c'è anche una candela sempre accesa. ...
1992

«Anche le tele su cui dipingo sono appositamente preparate con liquidi particolari che le trasformano in una sorta di pergamena capace di accogliere più dimensioni contemporaneamente. Un quadro rappresenta una proiezione bidimensionale, ma in realtà è un cubo, un parallelepipedo, in base alla forma che può avere la tela sulla quale è stato tracciato, è stato scritto, in quanto "disegnato" non è il temine corretto.»

Anche due dimensioni hanno pensieri e misteri...
1993

«Un quadro selfico non ha confini, non finisce dove termina la tela, che non è altro che il suo punto di focalizzazione sul nostro mondo. Prima di dipingere mi serve quindi fabbricare uno "schermo" sul quale riportare le immagini del canale che voglio contattare. Le immagini che si possono ricevere sono moltissime e in ogni campo, ed è il titolo che indica la strada per la ricerca. Infatti, quando dipingo, in genere c'è prima il titolo, oppure il completamento di titolo

e pittura sono contemporanei. Quando il canale è creato la stesura dei materiali, delle sostanze che comporranno il dipinto non fanno altro che riprodurre quello che si è cercato.»

Ed ecco, la parola scritta si fa canto,
ritmo, sequenza magica di gesti-danza,
potere espresso in formule che le menti, modulando,
sanno contenere e ripetere...
Così il saggio acquista volontà, oltre la propria stanchezza,
dentro al centro energetico individuato in precedenza
in tutti gli umani...
1996

«Ai colori e alle forme, nei quadri abbino simboli alchemici, magici e ancestrali e segni e ideogrammi di quella che a Damanhur chiamiamo "Lingua Sacra" - una lingua ancestrale e patrimonio dell'umanità su molti mondi, che permette una comunicazione anche con forme spiritualmente più avanzate di quella umana. Questi simboli attivano una rispondenza con i livelli più profondi della psiche, con le capacità emozionali e di stratificazione delle forze presenti dentro ciascuno di noi. I segni archetipici fungono da chiave alla serratura della stanza che contiene tutte le risposte, del luogo in ciascuno in cui la conoscenza è già tutta presente.»

La lettera, ed il magico segno,
la parola fatta pensiero,
identica nella mente di un saggio mago
come di un semplice allievo...
così la magia del tratto tramanda un potere intrinseco,
non solo la concatenazione di immagini-suoni...
Intuizione ancestrale...
1996

Ogni segno tracciato
lascia segni duraturi…
nella struttura puntiforme dell'Universo…
un gesto imprime solide pressioni
nel continuum virtuale
e l'Atomo Unico disegna
anche quando non è nato come forma…
ma come azione pura.
Il gesto magico non ha età,
né tantomeno tempo…
tutto è presente e ripieno di potenza…
1993

«*Quando creo i quadri selfici, utilizzo specifici sistemi per sten-
dere il colore. Questi sistemi fanno parte del linguaggio e danno,
in particolare, la direzione della lettura. Ci possono essere strati di
colore tra loro sovrapposti a tela, in diagonale o in altri modi. È una
tecnica che permette di ottenere in proiezione il significato di una figura solida, in quanto vengono determinate tre direzioni che danno
un'indicazione rispetto alla dimensione che si vuole considerare in
quel momento.*

*Grazie al colore steso con questi particolari sistemi, la forma
piana di quel quadro assume in alcuni punti un rilievo differente.
Quindi, le chiavi di lettura si basano su tecniche che adoperano il
modo di tracciare il segno come una realtà a sé stante, indipendentemente dal risultato estetico.*

*Un altro aspetto interessante è dato dai fondi dei quadri, che
possono essere dipinti in numerosi e diversi diversi: in questo caso
è importante la direzione in cui si dà la riga di colore. Ci sono dei
fondi preparati tracciando sempre nella stessa direzione una serie
di righe successive. Ne esistono poi altri, che vengono intessuti con
un tracciamento di linee in senso orizzontale o verticale, in modo*

tale da permettere, su fondi diversi, uno scorrimento differente delle forze a più dimensioni, perciò senza spessore.

I quadri selfici di solito vengono realizzati in uno spazio molto silenzioso, in modo che possano accogliere il suono che viene poi prodotto appositamente per diventare parte integrante della composizione, secondo metodi alchemici.»

Ed ecco la parola scritta si fa canto, ritmo,
sequenza magica di gesti-danza,
potere espresso in formule che le menti, modulando
sanno contenere e ripetere...
Così la magia del tratto tramanda
un potere intrinseco,
non solo la concatenazione di immagini...
1996

L'insieme dei suoni, il canto degli strumenti e delle voci,
accende ricordi ed emozioni così antiche,
da collegarci all'alba dell'umanità,
alla prima comune matrice di specie:
il grido vitale, il cuore pulsante,
l'aria veloce nei polmoni per la corsa...
2007

«*I quadri selfici si "nutrono" di luce perché sono sensibili. Quando traccio le parti di pittura al buio, uso delle stratificazioni in modo tale che i colori scompaiano e riappaiano. Appena si spegne la luce prima è tutto luminoso, poi alcune parti scompaiono, poi ne scompaiono altre, poi riappaiono insieme, alcune appaiono prima, alcu-*

ne appaiono dopo. Proprio per questi motivi aggiungo diversi strati, diversi spessori di colore in punti differenti, ed è come se la luce affiorasse un poco alla volta, con dei tempi precisi per arrivare sulla superficie della tela.

A volte uso anche delle plastiche sottilissime che vengono bucate perché il colore appaia solo da certe parti e mantenga un suo valore quando affiora in quelle successive. Esistono, ad esempio, dei segni che dovrebbero essere tracciati bianco su bianco; in molti casi ho usato un colore identico a quello usato come sfondo, in quanto serve la traccia.

A volte traccio segni sul retro del quadro in corrispondenza della parte anteriore, perché hanno un valore nella trasparenza. Questo è un metodo relativo alla percezione dove l'uso della vista rappresenta solo uno dei sensi con i quali entrare in contatto con l'uso dei colori.

Le crepe che, in alcuni casi, sono presenti nei quadri rappresentano la circolazione vivente in varie parti della tela. Al loro interno passano i fiumi; rappresentano la circolazione capillare che viene espressa con questa dilatazione e contrazione del colore, in modo da creare questi effetti, queste linee, queste divisioni. Sono anche divisioni di potenziale per creare una costrizione energetica, un collegamento sottile. L'evoluzione di un quadro selfico prevede un cambiamento e una modifica su un oggetto bidimensionale significa una trasformazione della forma: cambiano proprio i colori, le disposizioni.

Anche la grandezza del quadro ha, naturalmente, la sua importanza perché determina quanto spazio viene ordinato attorno al quadro stesso, e quali possono esserne gli usi. Ogni quadro è una porta, e quelli grandi aumentano in maniera esponenziale le loro funzioni; ma non è sufficiente mettere insieme venti quadri piccoli per ottenere ciò che può fare un quadro grande.

Nei miei quadri, un altro elemento essenziale è l'asimmetria perché, se un oggetto fosse simmetrico, ripeterebbe se stesso; essendo asimmetrico si differenzia, diventa più cose, ha più spessore. Questo è un modo di pensare e, nei quadri, una maniera per rappresentare il rapporto tra l'oggetto stesso e il suo tempo, proprio perché l'oggetto si muove, non è mai lo stesso. Inoltre rappresenta il rapporto tra la raffigurazione bidimensionale e il soggetto tridimensionale. Un quadro selfico è, in realtà, un pennello che serve a disegnare sull'osservatore per aprire porte di conoscenza e questo è possibile soltanto tramite l'incontro e il dialogo tra l'osservatore e l'oggetto osservato, attraverso questo specchio continuo.»

Porte, memorie
e trasformazione

A volte la relazione con le energie dei quadri è così immediata e profonda da innescare cambiamenti significativi e veloci nella vita delle persone, come se fossero il catalizzatore che permette a memorie, talenti e nuovi percorsi di affiorare alla mente cosciente e aprire nuove linee del possibile.

Una storia interessante è quella di Elena Vrublevskaya, gallerista - e adesso anche pittrice - russa:

«Sono stata uno degli sponsor della Conferenza di Psicologia Transpersonale tenutasi a Mosca nell'estate del 2010, e per l'occasione avevo allestito uno spazio collegato alla mia galleria d'arte nel centro che ospitava il congresso.

Da qualche tempo stavo lavorando a un progetto per presentare opere artistiche realizzate da maestri spirituali, o da artisti interessati alla spiritualità. In occasione della Conferenza, la mia galleria d'arte nel centro di Mosca presentava una grande mostra delle opere del pittore visionario americano Alex Grey. È stato Alex a parlarmi di Damanhur, e a dirmi che avrei dovuto organizzare una mostra dei quadri di Falco a Mosca.

Esperide partecipava alla conferenza in qualità di rappresentante di Damanhur e aveva portato con sé due opere di Falco, che misi in mostra nel mio spazio nella sede congressuale.

Decisi così di andare a vedere Damanhur e un mese dopo ero già lì. Mi sembrava di essere tornata a casa. Sentivo una familiarità con l'energia del luogo, come se fosse la mia energia nativa.

Quando vidi i Quadri Selfici nella Galleria Niatel, fu come toccare un ricordo profondo di alcune parti di me, come se qualcosa si fosse risvegliato. Da tutta la vita disegno simboli e segni diversi, come fosse una modalità di disegno automatico, senza sapere cosa significhino. Vedere alcuni degli stessi segni nei Templi dell'Umanità e nelle opere di Falco mi è parso molto strano, ma mi ha anche emozionato molto.

Questo mi ha ispirata e dato l'idea di organizzare una mostra per condividere con la gente del mio Paese questa conoscenza, che per me era straordinaria. Questo progetto, inoltre, era perfettamente in linea con la missione della mia galleria. Dopo sei mesi – e molte difficoltà burocratiche e logistiche – abbiamo aperto un meraviglioso portale di energie selfiche nel centro di Mosca. Con gli ambasciatori di Damanhur abbiamo creato un bellissimo evento, con seminari, conferenze e sessioni individuali per la cura e il benessere.

Ora alcuni dei dipinti della mostra sono stati venduti e appartengono a collezioni private, ma altri sono ancora con me, e li uso per la meditazione e l'ispirazione. Mi piace anche lavorare in uno spazio in cui questi quadri sono intorno me. Una parte della mia collezione rappresenta gli Arcani Maggiori dei Tarocchi e li uso anche per entrare in sintonia con i loro diversi archetipi. Mio figlio Darji, che ha 12 anni, ama trascorrere del tempo nella stanza in cui tengo diversi dipinti. Ho notato che tutti i bambini amano queste opere, perché possono vedere le immagini con tre fasi di luce, e questo crea in loro eccitazione ed emozione.

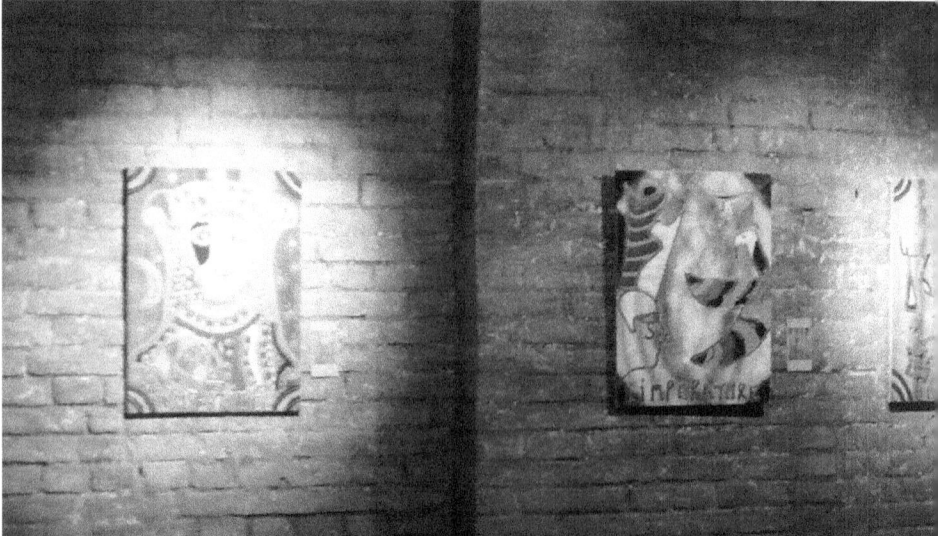

L'incontro con l'arte di Falco ha aperto le porte della mia vita artistica, che era dormiente... Non avevo mai pensato che i simboli che arrivano attraverso me fossero qualcosa da prendere sul serio, poi ho sentito che forse c'era un significato, e ho cominciato a prendere i miei disegni più seriamente. Ho già esposto le mie opere in due mostre, una a Mosca e l'altra Barcellona, e ho anche iniziato a vendere il mio lavoro, così ora mi sento davvero un artista. Una trentina di miei lavori sono in collezioni private - compresa quella delle principesse del Bhutan. E un Alto Lama dal Buthan mi ha detto che alcuni simboli corrispondono al linguaggio spirituale della Dakini. Questa nuova vita artistica mi dà un sacco di gioia, ed è per me anche un modo per studiare di più mondi e civiltà diverse.

Nel corso del tempo ho anche acquisito una self personale e una sferoself e anche se non comprendo completamente ciò che sono, sento che questa scienza e queste energie sono una parte di me, forse appartenente al mio passato. Questa conoscenza ha davvero cambiato la mia vita e ha permesso il fiorire di una parte importante di me. E ho la sensazione che questo sia solo l'inizio, e che ci saranno tante belle sorprese nel mio futuro!»

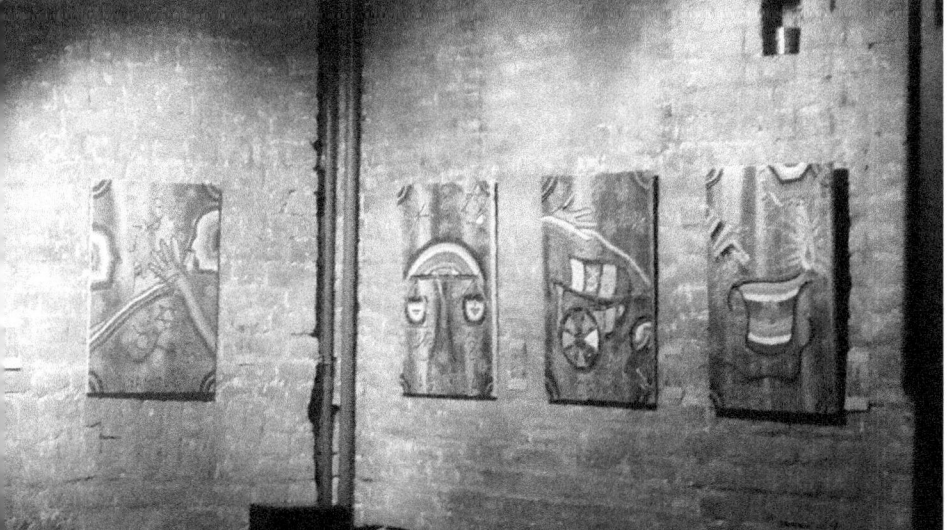

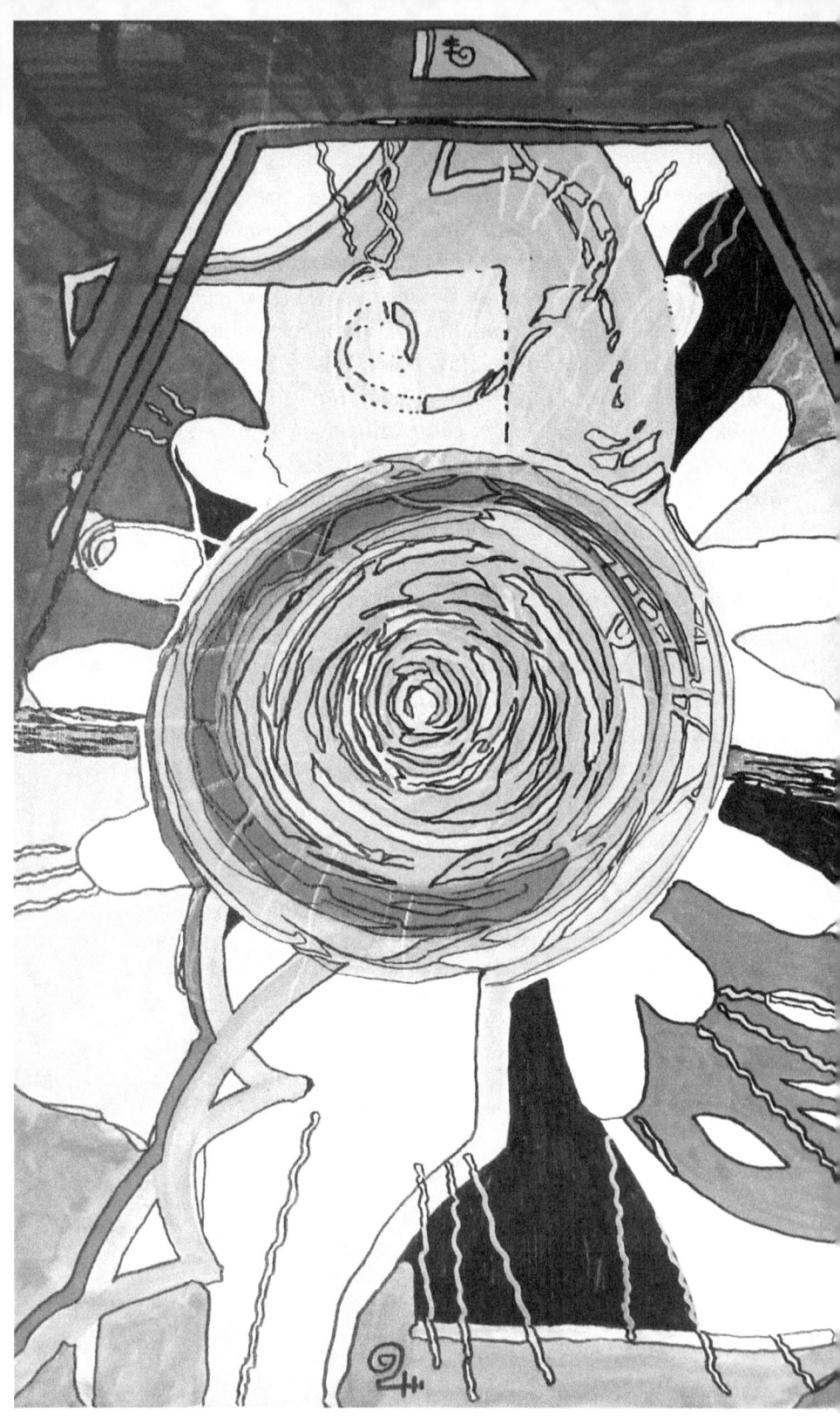

Esplorazioni nel mondo dei quadri

Negli anni, sono moltissime le esperienze di percezione allargata raccontate dai possessori di quadri selfici. Ne riporto alcune che rendono bene il sapore della scoperta, dell'eccitazione e della soddisfazione del riuscire ad aprire una porta di comunicazione con se stessi per essere trasportati in un mondo di significati e leggi differenti e più vasti. Spesso è come un viaggio spirituale-psichedelico, in una realtà più colorata, ricca di emozioni e sorprese. Uno spazio in cui pensiero e forma si intrecciano, fantasia e percezione si fondono per dare vita a mondi di possibilità e nuove idee.

Fenice Felce, da sempre collezionista di quadri selfici, racconta due esperienze molto divertenti: «*Una sera stavo osservando un quadro selfico: tutto era silenzio attorno a me, uno spot ben indirizzato illuminava con luce morbida le forme, i colori, le scritte del quadro, io ero in pace con me stesso ed ero molto rilassato.*

Ad un tratto vidi che il dipinto si muoveva, si frazionava in tanti parallelepipedi tridimensionali che si stagliarono in rilievo di circa dieci centimetri! Chiusi gli occhi ma la visione continuava come avessi gli occhi aperti. Riaprii gli occhi e continuai a osservare questo fenomeno. Ad un certo punto un rettangolo si stacca dal quadro spinto da una fiamma verde smeraldo, mi viene incontro, mi impatta nel petto e penetra dentro di me. Un altro rettangolo si stacca e sempre spinto dalla fiamma verde smeraldo si immerge nel mio petto. E così fanno tutti i rettangoli che erano in rilievo. Rimasi senza fiato dalla sorpresa. Nelle due settimane seguenti mi accorsi che la mia intuizione e la facoltà di fare collegamenti tra varie discipline erano notevolmente aumentate.

Un'altra volta, mi trovavo in una sala di meditazione a Damanhur e avevo deciso di sedermi in raccoglimento fissando i segni selfici che riempivano l'intera parete, con l'intento di trovare alcuni significati di questo complesso circuito.

L'esperienza mi suggeriva che avrei dovuto restare in contatto con il dipinto per almeno venti minuti. L'atmosfera di questo luogo sacro, il profumo di incenso, il silenzio denso fanno sì che il tempo scorra senza che tu te ne accorga anzi, sembra di essere addirittura fuori dal tempo. Ero immobile, seduto all'indiana, stavo magnificamente bene. D'un tratto mi trovai lanciato contro la parete dipinta, mi sentii diventare piccolissimo, e mi trovai ad entrare in un punto del circuito selfico che stavo osservando: ero come in un tunnel colorato, in una specie di velocissime montagne russe.

Accelerazioni, giravolte, mi sembrava di essere in un coloratissimo buco nero, persi completamente l'orientamento; la sorpresa e paura iniziale si trasformano in gioia e velocità pura, desiderio di vedere e capire e partecipare... Ero felice e mi lasciai trasportare in quel vortice colorato e pieno di simboli strani che non comprendevo. Poi di colpo mi vidi uscire, sparato come un turacciolo da dorate bollicine di spumante da un altro punto del dipinto, lontano da dove ero entrato e mi ritrovai, frastornato e con la testa che continuava a girare, nel mio corpo seduto all'indiana a fissare il grande circuito. Una sensazione veramente incredibile!»

Altrettanto particolare, e ripetuta nel tempo con la presenza di molte persone diverse, è l'esperienza di Eva e Mariapia, amiche di Damanhur da lungo tempo, che vivono a Milano.

«Nel giugno 2010, mentre trascorrevamo un po' di tempo nella Galleria Niatel, sono arrivati diversi nuovi dipinti appartenenti alla serie cosiddetta delle "Geometrie". Ne abbiamo visti due che ci hanno subito colpito molto e abbiamo deciso di acquistarli. I dipinti

sono stati portati a casa nostra un paio di settimane dopo, e collocati nella camera dove dormiamo accanto ad altre pitture selfiche. Qualche mese fa abbiamo deciso di acquistare una penna laser blu per "disegnare sui quadri". Una sera, prima di andare a letto, abbiamo provato a usare una penna laser blu sui dipinti, al buio, come molti fanno per sperimentare la comunicazione con i quadri. Con grandissima sorpresa ci siamo accorte che la luce laser puntata su uno dei quadri produceva degli effetti ottici piuttosto singolari.

Quando puntavamo il laser su una striscia nera al centro del dipinto, sul soffitto della camera, ad un angolo di circa 45°, venivano proiettati una serie di riflessi di luce simili ai bagliori riflessi da una piscina di notte, ma con forme che si susseguivano a una velocità paragonabile a quella di un segnale in alfabeto morse. Uno dopo l'altro dal dipinto sembravano uscire una serie di simboli come triangoli, stelle, prismi, parallelepipedi di varie forme, tutti chiaramente distinguibili uno dall'altro.

Esplorando ulteriormente il quadro ci siamo accorte che lo stesso fenomeno si ripeteva anche puntando la luce su alcuni punti di un'area dipinta di rosso posta proprio sopra la striscia nera. I segnali proiettati da questa zona erano più nitidi, più facilmente distinguibili perché la sequenza di proiezione era rallentata rispetto alle precedenti. In un'ulteriore esplorazione abbiamo anche scoperto che se puntavamo il laser senza tenerlo con le mani, sul soffitto si formava un disegno simile al quadro che si costruiva lentamente fino a completarsi e poi rimanere fisso.

Abbiamo ripetuto con successo l'esplorazione del quadro con il laser blu per molte notti – abbiamo anche girato un breve video sul fenomeno - e una delle cose interessanti che abbiamo scoperto è che i segnali sono apparsi più deboli e meno leggibili nelle notti immediatamente successive a periodi di nostra assenza da casa, come se la relazione con i quadri dovesse venire nuovamente nutrita dalla nostra attenzione e presenza.

La proiezione di figure sembra essere un insegnamento che passa non solo attraverso la vista, ma una più coinvolgente esperienza sensoriale ed emozionale per portare alla luce conoscenze che sono già in noi, proprio come il titolo del quadro indica:

So riaccendere e riattivare forze e poteri,
sapienze antiche e conoscenze
contenute in te al fine
di ottenere sostanze alchemiche altrimenti perdute,
maturate ormai da secoli e secoli...
2010

Per mesi, durante le nostre visite a Damanhur abbiamo passato del tempo nella Galleria dei Quadri Selfici, con l'intento di scovare qualche altro dipinto su cui poter replicare il fenomeno rilevato sul nostro quadro delle geometrie. Nel novembre 2012 abbiamo finalmente trovato un dipinto che ha risposto! Il titolo è:

In sottili connessioni selfiche, rappresento sentieri
che la mente raccoglie ed interpreta,
per aprire nuove strade spirituali,
raggiungere stati che chiamiamo livelli di giustizia.
Unisco alberi ed umani,
collegamenti divini, alchemici e magici,
per una collocazione tua, nel tutto...

Quel quadro aveva attratto subito la nostra attenzione per un particolare effetto tridimensionale che sulla tela veniva messo in evidenza dalla luce di wood. Abbiamo fatto un tentativo con la luce laser e... bingo! Puntando il laser su uno dei tratti neri presenti sul dipinto abbiamo subito potuto osservare la proiezione di figure geometriche sul dipinto adiacente.»

La "Cabina-Galleria"

Più quadri nello stesso ambiente si connettono tra loro e creano effetti più complessi di quelli di un solo dipinto, perché definiscono uno spazio con un preciso orientamento energetico.

Falco spiegò che «*un insieme di quadri non è solo la somma del loro numero – tre quadri non sono solo tre quadri – ma una struttura coordinata per creare una serie di "quinte", una serie di interazioni di diverse geometrie che trasformano lo spazio intorno a sé. Ci sono quadri che sono la traduzione di altri, permettono di accedere ad altri; è come mettere nella toppa la chiave, e solo quella chiave può funzionare. A volte queste chiavi si formano attraverso il rapporto di più quadri che creano linee energetiche attraverso i corpi sottili dell'essere umano e ci rendono più sensibili a quello che succede.*

I punti chiave di accesso energetico del corpo umano alle linee di energia che percorrono il nostro corpo, le "microlinee", sono trentatré. Ci sono quindi trentatré angolazioni differenti che si rifanno indirettamente a una serie di corpi sottili attorno o compenetranti quello fisico.

Ogni corpo è come se fosse un filtro, capace di trattenere alcune cose e non altre; ad esempio, uno di essi è relativo ai numeri e al significato primo di numero. Tutti sono filtri specifici, capaci di trattenere e dare una funzione alle nostre energie.

I quadri selfici sono preparati con sostanze alchemiche apposite che agiscono sulle microlinee; l'interazione con uno spazio ordinato dalla presenza di almeno trentatré quadri selfici, possibilmente di diversi periodi, temi e grandezze, permette un ampliamento delle microlinee stesse. I quadri si attivano collegandosi a ciascuno dei filtri che compongono la nostra struttura sottile, e che sono anche in relazione con una o più personalità che ci compongono. Una fun-

zione di base dei quadri selfici è quindi quella di creare e mantenere un legame interno negli individui che li utilizzano. Perché questo succeda occorre un atto di volontà di partenza, espresso attraverso l'attenzione nell'utilizzare il quadro o una cabina perché i quadri selfici vengono attivati, quasi si trattasse di un atto rituale, dall'osservazione e dalla luce. Se l'attenzione è continua i quadri possono resistere vivi e vitali anche migliaia di anni.

Con i quadri, se adeguatamente combinati nello stesso ambiente, è possibile creare un sistema che permette, anche durante lo stato di veglia, di fare sperimentazione sulla "Soglia", cioè sui diversi piani astrali e di collegamento tra i mondi, allo stesso modo in cui ci permette di aprire una serie di finestre dentro la nostra mente.»

Un ambiente in cui si trovino quadri in numero sufficiente, e adeguatamente collegati tra loro nella terminologia damanhuriana viene definito "cabina selfica": è uno spazio in cui la vibrazione di ogni molecola è modulata per creare un'interferenza costruttiva con il campo energetico umano. La Galleria Niatel, che ospita la mostra permanente dei quadri selfici, è la cabina più complessa che esiste al mondo ed è sempre a disposizione di chiunque desideri utilizzarla.

Dalla fine del 2012, la Galleria Niatel ospita anche una struttura selfica di nuova concezione, chiamata "Portale Dimensionale" che ha la funzione di ampliare le percezioni. Un altro Portale si trova nello studio di pranoselfica, con funzioni collegate al benessere e alla ricerca nell'ambito della salute. Un terzo, tutt'ora in fase di sperimentazione, si trova vicino alla spirale principale di Damjl, capitale della Federazione.

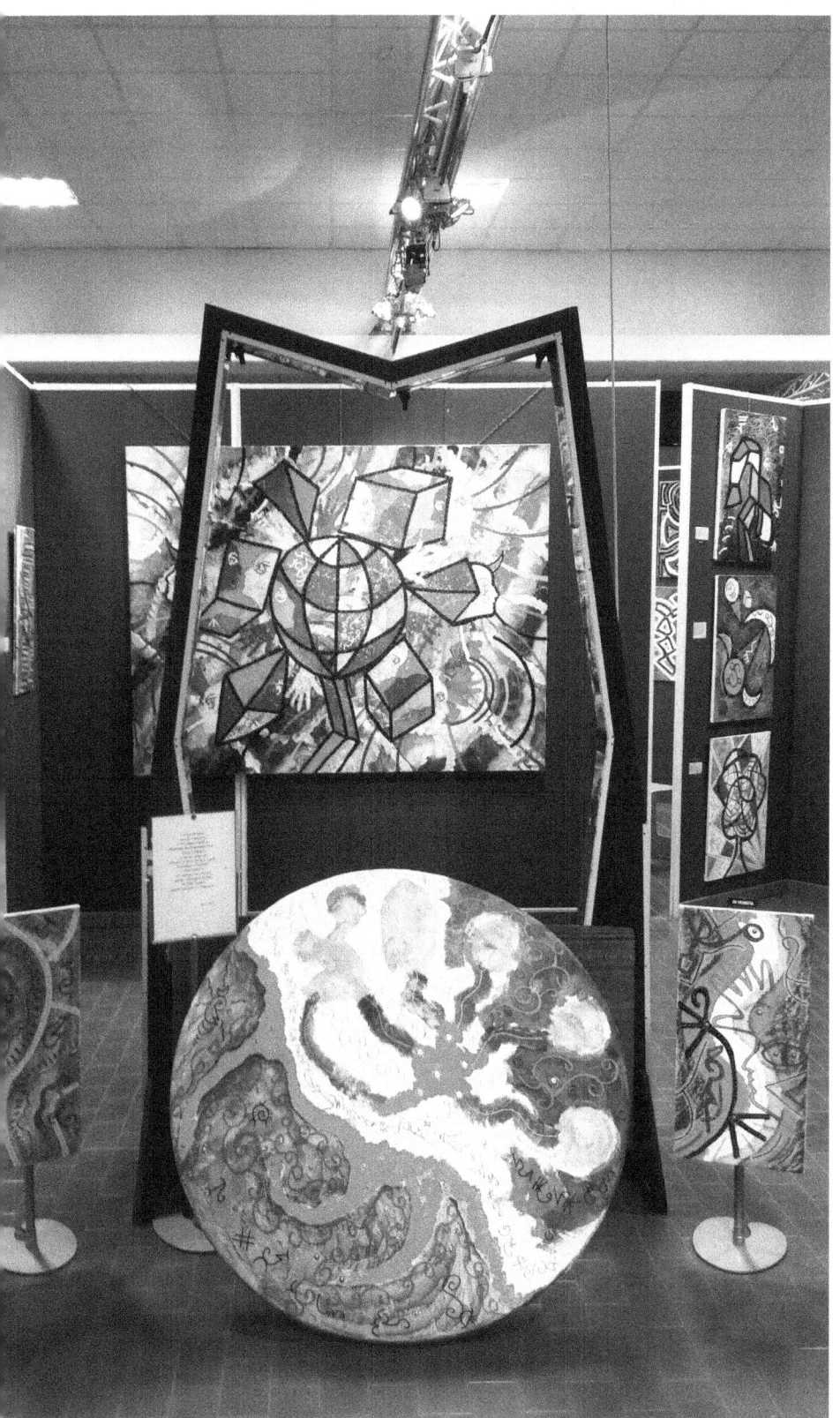

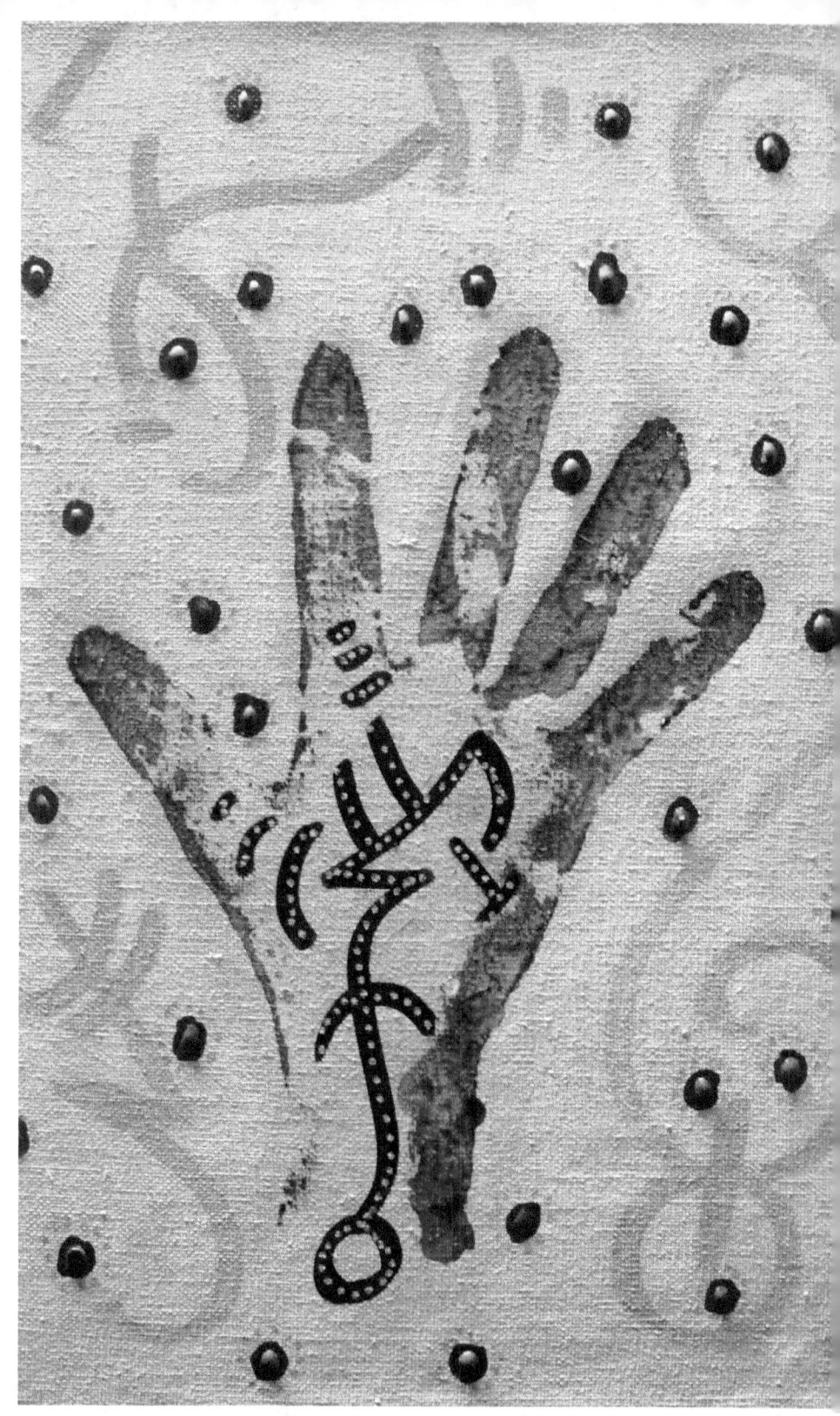

I quadri come "aiuto istruttori"

La Cabina-Galleria Niatel è usata regolarmente per meditazioni in preparazione alle visite ai Templi dell'Umanità e per dinamiche speciali durante alcuni dei corsi offerti dall'Università di Damanhur. Arciere Aglio, pittore professionista già prima di diventare cittadino della Federazione e oggi uno degli artisti dei Templi, racconta come il suo rapporto con i quadri selfici cominciò proprio durante una meditazione durante il suo percorso per diventare guaritore spirituale: «*La prima volta che vidi i quadri selfici di Oberto Airaudi fu nel 1995, durante una delle visite e dinamiche tipiche attraverso le quali gli aspiranti guaritori sono invitati a sviluppare le proprie percezioni sottili. Dopo aver scelto quello che mi parve il quadro giusto per me in quel momento, mi sistemai comodo e stabilii il mio contatto visivo. Con le luci e le musiche adatte della Galleria mi ci volle molto poco per sprofondare prima in uno stato neutro di sospensione, poi di lieve torpore, infine in una specie di dormiveglia ad occhi aperti dove, mentre stavo fissando i segni e i colori sul quadro, la mia mente navigava tra visioni ispirate come fossero sogni, e contemporaneamente venivo attraversato da onde che parevano fatte di attenzioni amorevoli.*

L'insieme dell'esperienza mi commosse, e mi interrogai sovente nei giorni successivi per cercare di collocare quel sentire e capire se quelle mie percezioni fossero dovute a un mio stato particolare, a un modo di sentire diverso di quel mattino, piuttosto che a suggestione o chissà cos'altro. Ci vollero tempo e altre frequentazioni della Galleria per allenare i muscoli adatti a capirne di più, ma quella commozione si rivelò un sigillo di autenticità, la prova di qualcosa di molto vero.

Quel mattino era incominciato un percorso di scoperta, attra-
zione e curiosità reciproche che mi pare continui con forza anche
oggi, fatto di elementi di conoscenza che si succedono non tanto in
modo lineare, quanto piuttosto in una sequenza che si svela in base
a quanto provo, raccolgo, medito, esprimo; in poche parole, in sim-
biosi con quanto vivo.

Nei contatti di questi anni ho sentito spesso quadri "chiamarmi"
a gran voce, altri sussurrare timidi; altre volte - sperimentando per
esempio l'utilità del movimento davanti a loro – mi sono fatto "mas-
saggiare" con sensazioni effettivamente fisiche, riscontrando alla
fine benefici di umore e vitalità; ho percepito sulle superfici dipinte
nuclei energetici come fossero grappoli; ho imparato che la magia
è immensa e si può esprimere con grande potenza, ma che dialoga
attraverso "dosi omeopatiche"; sono stato solleticato, stimolato, stuz-
zicato in più modi, soprattutto con l'intuizione; ho avuto ispirazioni
abbondanti e incontenibili, spesso euforizzanti; ho sentito ricoprir-
mi dallo scorrere di energie dalle frequenze allegre, squillanti ed ar-
gentine, come risatine insieme infantili e complici.

Grazie ad una sensibilità "altra" raffinatasi nel rapporto coi
quadri selfici ho, come artista in generale e pittore in particolare,
imparato a riconoscere in una certa misura la "vitalità" che posso
esprimere attraverso i miei lavori; ho via via considerato le mie ope-
re anche come contenitori vivi che possono ricevere e custodire (ol-
tre alle emanazioni dei miei stati d'animo), soprattutto una diversa
qualità delle energie, una sorta di... "magnetismo" differente che
potesse dialogare con chi ne fruisce (e grazie agli studi sull'alchimia
tutto ciò ora si sta sforzando di divenire una disciplina personale).

E poi ho sempre ricevuto dai quadri qualcosa di definibile come
amore, in più forme e in gran quantità, il che non è per niente irrile-
vante. Certo è successo anche (e succede ancora), che possa percepire
a volte qualcosa di meno perché – anche questo si impara - "troppo
ispessito" da esperienze contingenti o particolari della mia vita; op-

pure che, cercando di svelare razionalmente i codici fissi che artico-
lano il funzionamento dei quadri, mi sia trovato a finire piuttosto
impantanato, perché di così "fisso" (a parte alcuni elementi e riferi-
menti base o strutturali), non c'è poi molto. Le pitture selfiche sono
come specchi pronti a parlare a chi hanno innanzi, ma che siamo
noi ad attivare animandoli con la qualità della nostra presenza e la
sincerità del nostro essere.

Ho studiato e scritto per anni sui quadri selfici, eppure mi pare
sempre di avere di fronte continuamente un immenso, ricco territo-
rio inesplorato di esperienze, percezioni e conoscenze che giungono
– grazie a loro – attraverso vie sempre nuove ed inusuali.»

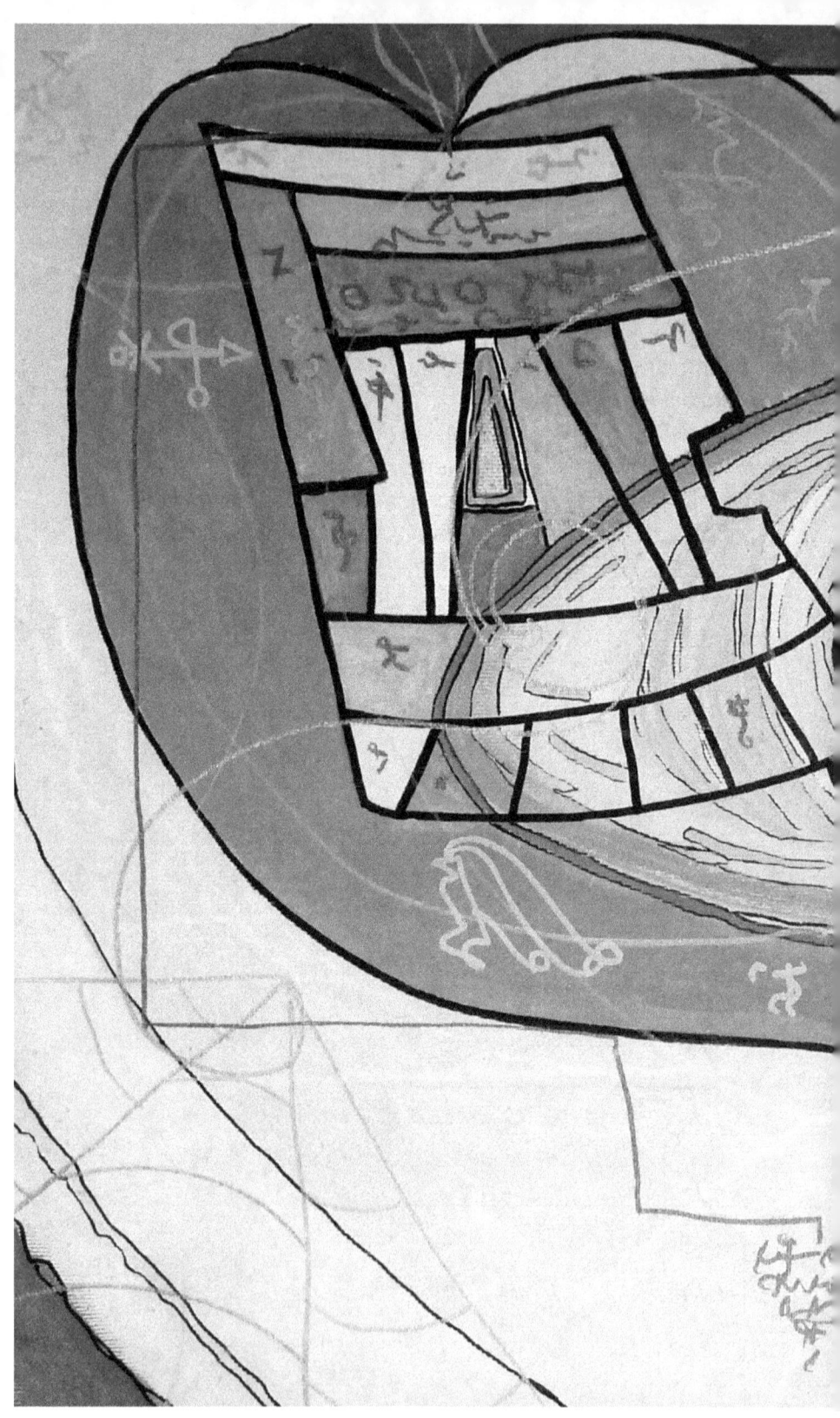

Quadri, vita e tempo

Un altro utilizzo della Cabina dei quadri selfici durante alcuni corsi offerti da Damanhur Olami University è quello per completare un'operazione di "trasformazione dei ricordi". Quando si va in Galleria, oltre all'attenzione per i quadri e l'occasione di allenamento per i sensi interni, siamo spesso invitati anche a respirarne "l'odore temporale".

Come esseri umani abbiamo un senso interno del tempo che va al di là della sequenza apparente di causa/effetto, ma nel nostro abituale vivere e di pensare, a volte eventi che ci sono accaduti da bambini, e durante i quali non abbiamo avuto la possibilità di scegliere o di far valere le nostre ragioni, ci influenzano negativamente per anni. Nonostante la nostra natura spirituale e più profonda non viva una dimensione lineare del tempo, non è normalmente possibile impedire a questi eventi di avere conseguenze sul nostro comportamento a distanza di anni. Se però riusciamo a cambiare l'interpretazione che ne demmo al momento in cui accadevano, gli effetti sul nostro presente possono essere totalmente diversi.

Non sempre è utile cercare di capire, magari con anni di terapia che riportano alla luce esperienze dolorose in ogni loro possibile sfaccettatura, il perché e il per come di ogni evento, chi ci ha fatto dei torti e quando. Ciò che serve è riuscire a scrivere una fine diversa alla storia, darne cioè un'interpretazione differente, in modo che gli effetti emozionali su di noi di un determinato episodio siano positivi invece che negativi.

Per fare questo, uno dei sistemi applicati a Damanhur è quello di utilizzare le potenzialità di interazione tra la Selfica e la nostra mente, che può guidare la creazione di un vero e proprio ramo di tempo alternativo in relazione agli effetti dell'evento scelto. Questa tecnologia spirituale viene chiamata "semi temporali", perché si applica considerando il tempo come una dimensione vivente, simile a una vegetazione che ha quindi più rami e possibili direzioni e con la quale, proprio come con il mondo vegetale, siamo sempre in relazione simbiotica[1].

Echidna racconta che l'utilizzo della Cabina dei quadri selfici durante il corso che aveva come finalità quella di modificare dei ricordi ha cambiato alcuni importanti aspetti della sua vita:

«Mentre camminavo tra i quadri selfici mi trovai improvvisamente ad assistere a un velocissimo filmato a ritroso dei ricordi della mia vita. La scena si fermò di colpo in una stanzetta d'ospedale dove, all'età di 8 anni, eseguivo una Tac. Da adulta, adesso, non ricordavo affatto cos'era avvenuto lì dentro. Prima che mi facessero entrare avevo atteso in un piccolo ingresso dove sostavano i parenti per guardare il paziente attraverso un monitor. Nelle schermo io vidi una donna anziana, tutta vestita di nero, stesa e dormiente. Poi venne il mio turno.

Due infermieri spostarono di peso l'anziana signora che era ancora lì, la misero su un lettino mobile che posizionarono a pochi metri da me contro il muro e mi misero al suo posto, facendomi distendere nella macchina, che era ghiacciata. Io ero molto agitata; per non perdere tempo, gli infermieri mi cinsero polsi e caviglie con bande d'acciaio. Per migliorare la situazione se ne andarono tutti dalla stanza e per cercare di tenermi calma mi parlavano con un microfono.

186

---

1. Secondo le ricerche della Fisica Spirituale damanhuriana, lo stato di base della materia non è solamente ondulatorio o particellare ma è anche basato su dei "semi temporali a scatto" che permettono di superare il rapporto di causa/effetto e creare quindi una non linearità della risposta agli eventi. Nella manifestazione degli eventi possibili esistono, temporalmente parlando, già delle cose che possono succedere e questo fenomeno lascia a disposizione un "copione" che può essere sviluppato in modi diversi.

Guardai la donna al mio lato, e mi resi conto che era morta...
Non potevo sopportare come l'avevano toccata ignorando il suo pas-
saggio nell'Oltre, la confusione, le cose ridicole che mi dicevano per
non perdere tempo con me. Chiusi gli occhi e mi irrigidii tutta, ten-
dendo allo spasimo i muscoli.

Per 13 anni da quel momento che avevo dimenticato, io mi ir-
rigidii tutte le volte che provavo un forte dissenso emozionale; tutte
le volte che sentivo violare le leggi dell'anima contraevo parti mu-
scolari del mio corpo, dovendo ricorrere addirittura a terapeuti per
sbloccarmi.

Quello che capii nel momento in cui i quadri mi risvegliarono
quel ricordo, è che avevo raccolto la memoria di quel disagio in-
sieme al rigor-mortis di quella donna. Volevo scappare dalla Ca-
bina quadri, da quella stanzetta d'ospedale, dalla mia mente, ebbi
un serio momento di confusione emotiva. Poi ebbi fiducia, sentii la
protezione di quel luogo preparato in compagnia delle intelligenze
selfiche e ricordai ciò che ci era stato proposto di fare, utilizzando i
"semi temporali". Immaginai che la mia storia fosse incisa su una
pellicola cinematografica e riavvolsi il mio nastro coraggiosamente
dall'inizio. Mi ritrovai nuovamente distesa e invece di chiudere gli
occhi e irrigidirmi mentre mi parlavano ed eseguivano il mio esame,
io, con le conoscenze di oggi, guidai me bambina per trasformare in
meglio quel momento.

Riuscii a rilassarmi, indirizzai del pensiero positivo verso quella
donna, giustificai dentro di me l'atteggiamento dei due infermieri
con la loro probabile grande stanchezza... e con la mia consapevo-
lezza di oggi consolai ancora quella bambina diversa dagli altri,
confortandola per quel dolore.

Da allora non ho più avuto contratture muscolari e soprattutto,
sento di essermi staccata da quella signora, di non identificarmici
più, dopo tredici anni.»

Le cabine di Quadri selfici

Oltre alla cabina creata a Damanhur dalla mostra permanente dei quadri selfici, esistono altre cabine realizzate da privati. A volte sono di uso meramente personale, altre sono il centro di attività di gruppi di ricercatori o terapeuti.

Oltre ai trentatré quadri selfici di diverse ampiezze, e possibilmente diversi periodi storici, in una cabina selfica è presente anche una sferoself che ne amplifica le funzioni.

Ovunque si trovi, una cabina selfica è un vero e proprio portale verso intelligenze ed energie superiori, uno spazio di amplificazione di effetti terapeutici, e il luogo ideale per lavorare sulla percezione, sui sogni e per raggiungere uno stato di maggiore integrazione e armonia psichica. Questo punto di equilibrio è una base di partenza fondamentale per lo sbocciare e il svilupparsi di facoltà sensoriali oltre l'ordinario, per la creatività e per l'intuizione in qualsiasi campo la si voglia applicare. In questo senso una cabina di quadri selfici è un ideale campo per la riflessione, il brain-storming, la progettazione e la programmazione di nuove imprese.

È un think-tank spirituale che permette di accendere tutte le nostre facoltà, di collegare le funzioni della parte destra con quella sinistra del cervello, semplicemente restando immersi nell'atmosfera creata dall'interazione tra il campo vibrazionale creato dai quadri e gli esseri umani.

Al momento di andare in stampa ci sono Cabine di quadri selfici in Italia, in Giappone, in Croazia, negli Stati Uniti e nel cuore dell'Amazzonia.

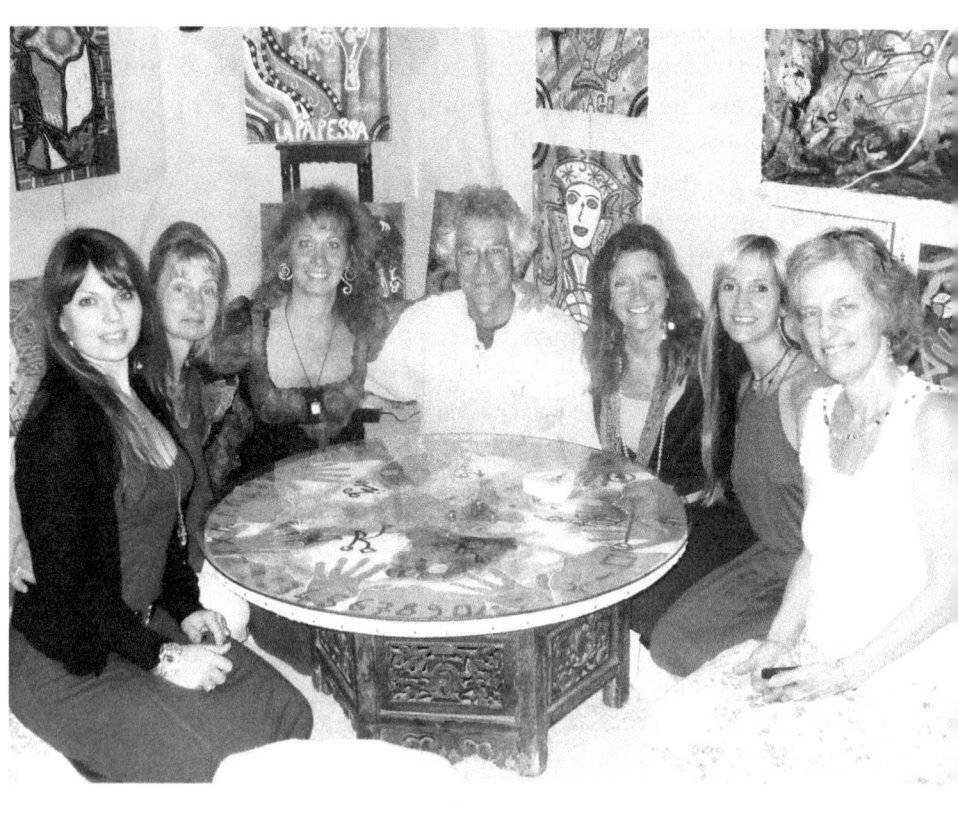

Il "Tempio selfico"

Negli Stati Uniti, una Cabina si trova in California a Hawks Hill (il nome esatto della località in cui si trova è "Collina dei Falchi"), nelle montagne dietro a Santa Cruz. Per la straordinaria qualità dello spazio e la sensazione di benessere, pace e ampliamento di sé che le persone hanno al suo interno, viene chiamata "Tempio Selfico" dai suoi utilizzatori. Sin dalla sua inaugurazione, avvenuta alla fine di maggio del 2011, questo progetto ha avuto una forte caratterizzazione legata all'interazione col territorio, in particolare con le piante secolari presenti intorno alla casa che la ospita, e che sono diventate parte integrante della struttura. Grazie anche alla presenza di un quadro-planchette che può fornire indicazioni espresse in linguaggio, questa Cabina sta diventando il cuore di una comunità che si incontra con ritmi regolari per la meditazione e la ricerca.

Apro la strada a mondi sconosciuti,
parole che giungono dall'oltre,
dove sono conservate anime, caratteri e memorie,
personalità e segreti,
storie che attendono di essere narrate,
per andare dall'ansia alla serenità...
2011

La Cabina viene utilizzata come spazio di amplificazione per la cura, sia con strumenti selfici quali stiloself e slittino, sia per massaggi e terapie energetiche, per il sogno, per l'intuizione.

Questa sperimentazione nasce dalla collaborazione con amici di Damanhur e Wisdom University di San Francisco, per il dipartimento di Studi Damanhuriani di cui Falco deteneva la cattedra.

Wendy Grace, promotrice di queste iniziativa, racconta come ha preso forma il progetto della cabina: «*Dopo la mia prima visita a Damanhur, nel 2000, non ci sono tornata per otto anni. Ho però sempre mantenuto un rapporto con la comunità, e ho sostenuto il loro lavoro con la produzione di un libro sui Templi dell'Umanità insieme agli artisti Alex e Allyson Grey. Durante la realizzazione del libro ero sempre immersa nelle immagini e nella storia dei Templi e questo mi fece decidere di tornare a Damanhur.*

Come arrivai, mi sembrò di rientrare in un sogno meraviglioso. Dal tempo della mia visita otto anni prima, Damanhur era cresciuta enormemente. Il Tempio Aperto, i giardini, i Templi... tutto mostrava i risultati di anni di grande attività dedicata e ispirata.

Nel corso di questo secondo viaggio sentii nuovamente un forte senso di benessere, e la sincronicità sembrava facilitare tutto quello che facevo, ovunque andassi. Osservavo le cose intorno a me, mi piacevano molto, ma in realtà non conoscevo la profondità del mondo che le sosteneva. Come mi era già successo durante la mia prima visita, sentii il desiderio di esplorare la Selfica, così alla finse del mio viaggio acquistai un altro capolavoro di arte e tecnologia, una "stiloself".

Alcuni mesi dopo, nell'ottobre del 2010 a Maui, durante una meditazione in cui tenevo in mano la stilosef, sentii la mia parte intuitiva che comunicava con me, invitandomi a facilitare l'apertura di un portale energetico tra le Hawaii e Damanhur. Rimasi piuttosto sorpresa dalla proposta, perché non sembrava venire dalla mia mente ordinaria...

Decisi così di creare una cabina di quadri selfici, che ci collegasse ai Templi in Italia. Avevo già cinque dipinti e una sferoself, me ne servivano trentatré in tutto. Quando arrivai ad averne diciassette, con altri amici-ricercatori ed Esperide programmai un ritiro a Maui, per consacrare un portale di collegamento tra Damanhur e le Hawaii. Avevamo anche commissionato a Falco un quadro apposito per sostenere l'intelligenza e l'energia necessarie per questa apertura.

Nel 2010 completammo la cabina in California, e nel settembre 2011 abbiamo integrato l'attrezzatura selfica con una speciale corda selfica per la creazione di spirali, e per circoscrivere spazi a potenziale aggiunto all'interno della cabina stessa. Lavorare con la cabina mi ha portato in un mondo e in una dimensione di percezione delle energie che non avrei mai immaginato fosse possibile.

Sono felice di aver detto "sì" a questa straordinaria avventura. È stato un viaggio stimolante e molto gratificante che continua ancora oggi. L'ingrediente principale di questa magia è la Selfica, perché il mio rapporto con queste intelligenze ha generato tante nuove attività. Ho imparato a conoscere le energie selfiche non da un libro o una lezione, ma come compagne di percorso, in un viaggio che mi ha aperto a un senso di interconnessione e memoria verso una maggiore consapevolezza del tutto, di chi sono, di chi siamo in questo universo e in questo tempo. Questo mi ha portato anche molta più pace e gioia.»

Il rapporto con le frequenze intelligenti trasmesse dalla selfica, cresce attraverso il contatto e la presenza coltivati con costanza. Il gruppo che ha inaugurato la Cabina in California ha scelto di creare una procedura ritualizzata per l'attivazione del contatto, e ha creato un diario per registrare presenze e impressioni. Un commento interessante è quello di Rick Buckley: «Essere presente durante l'esplorazione delle possibili funzioni della Cabina di Quadri Selfici ha reso più profondi il mio rispetto e apprezzamento per il contributo della tecnologia di Damanhur nel ricreare un contatto con le forze spirituali. L'esperienza ha creato dentro di me un nuovo stato, la sensazione di essere parte del cosmo. Medito con le nuove energie che sto sperimentando al servizio del pianeta e ho compreso a un livello più profondo l'importanza della disciplina, del rispetto per l'insegnamento e della continuità per aumentare il potere di trasformazione della separazione tra le terra e lo spirito.»

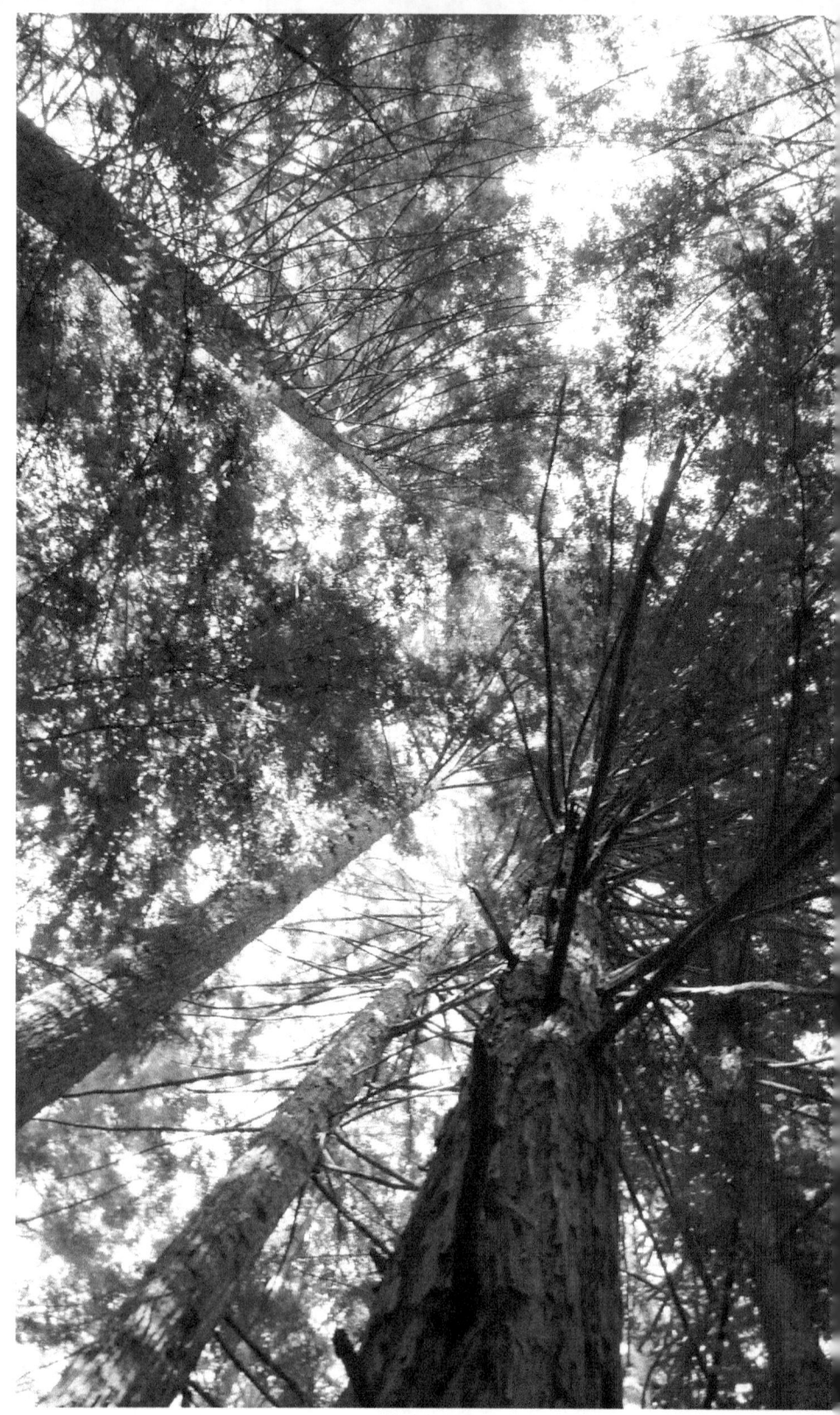

Quadri e foresta

La Cabina di quadri selfici più a contatto con la natura - e probabilmente anche la più difficile da realizzare a causa della logistica - si trova nel cuore della foresta pluviale brasiliana, 300 chilometri a nord di Rio Branco. Questa struttura selfica è stata creata da Robert Wootton, nativo delle magica e mistica terra d'Irlanda, che attualmente vive tra Damanhur e l'Amazzonia: «*Ho acquistato il mio primo quadro selfico nel 2008, solo perché mi piaceva da un punto di vista artistico. A quel tempo non capivo il significato della Selfica, ma poi comprai il secondo e il terzo quadro perché contenevano simboli che avevano un significato per me, mi piaceva l'idea dietro i quadri, ma ciò che mi spingeva a comprarli era il valore artistico e simbolico. Dopo aver acquistato il quarto e il quinto cominciai ad avere la sensazione che ci fosse qualcosa che cominciava a prendere forma... stavo cominciando a rendermi conto delle energie che i quadri avevano attorno a sé.*

Nel frattempo avevo iniziato ad andare regolarmente a Damanhur e a seguire dei corsi, e mi trovavo spesso a trascorrere del tempo nella Galleria dei quadri selfici di Falco; così cominciai a capirne un po' di più. Venni a sapere che era possibile creare una cabina di quadri selfici che poteva essere utilizzata per migliorare il benessere e rafforzare certe facoltà esplorate nelle discipline collegate agli insegnamenti damanhuriani.

Nell'estate del 2010 avevo raggiunto il numero di quattordici dipinti ed ero ancora incerto se andare al livello successivo. Sono amico di Wendy Grace da tempo, e parlando con lei mentre era a Damanhur scoprii che lei aveva circa venti quadri ed era nella mia stessa situazione. Mi misi d'accordo per portare alcuni dei miei quadri nella sua casa in California, in modo da combinarli ai suoi e creare una cabina selfica.

In questo modo divenne chiaro che cosa succede quando si mettono insieme: i quadri non erano più energie distinte, ma avevano creato un contenitore. Guardi qualcosa che è bidimensionale, *ma ti senti in uno spazio tridimensionale, come se cadessi dentro a qualcosa con una qualità energetica completamente diversa e molto più estesa.*

All'inizio, questo effetto era così forte che potevamo restare solo 20/30 minuti nella cabina. Le altre persone vennero a sedersi all'interno dello spazio che avevamo creato e non riuscivano a crederci... la "presenza" all'interno della cabina sembrava davvero appartenere a un altro mondo. Questa esperienza fu la conferma che volevo per completare la mia cabina.

Da tempo avevo la sensazione che Damanhur avesse la necessità di essere collegata ai diversi eco-sistemi del pianeta, e adesso capivo come... Lasciai i miei quadri in California, e i messaggi che arrivavano al gruppo di persone che avevano inaugurato la cabina confermarono la mia intuizione. Parlavano della necessità di ricollegarsi all'ecosistema della terra e non era una cosa vaga, ma un requisito concreto per qualsiasi percorso temporale futuro al quale l'umanità avrebbe dovuto connettersi.

Ritornai nella foresta amazzonica dove, nel 2006, avevo iniziato a costruire un tempio. Una parte era costituita da una camera ottagonale, su tre livelli. Quando compresi che anche a Damanhur questa figura geometrica ha un valore speciale, tra l'altro legato all'apertura su altri mondi e dimensioni, decisi che questa sarebbe stata le sede della cabina, nel cuore della più grande foresta pluviale rimasta sul pianeta.

Ordinai alcuni dipinti legati ai Tarocchi che Falco creò appositamente per me, e comprai anche dipinti di anni precedenti, in modo da avere diversi tipi di simboli e uno "spessore temporale" maggiore. Cominciai a trasportare i quadri nella foresta, con un viaggio che richiedeva quattro voli aerei, cinque ore su strada per metà non asfaltata, e cinque ore di canoa a motore, risalendo a zig-zag lungo i fiumi fino al cuore della foresta.

Portai gli ultimi dei trentatré quadri nel dicembre 2011 e completai la cabina collegandola a una sferoself.

È molto interessante sperimentare la presenza di una cabina nella foresta perché la foresta è un'energia molto potente di per sé. È così viva che la sensazione che si ha non è molto diversa da quella di essere all'interno di una cabina selfica, e ci sono infatti molte similarità tra la foresta e la cabina. Nella prima gli spiriti di natura sono molto presenti, così come sono presenti le intelligente selfiche nella seconda, e su entrambe la luce ha un effetto enorme. Durante il giorno la foresta è molto luminosa e piena di energia e ci sono infinite sfumature di colore. Durante la notte, quando ti trovi sotto la volta degli alberi, sembra che la luce delle stelle abbia molti strati e si percepisce anche una forma di luce che sembra provenire da tutte le forze vive che ci sono. Nella foresta ho scoperto per la prima volta che i dipinti selfici hanno una profondità e una dimensione completamente diversa di notte in un luogo dove non c'è luce artificiale: hanno una diversa energia, diventano come luce stellare a un nuovo livello si manifesta... diventano qualcos'altro.»

197

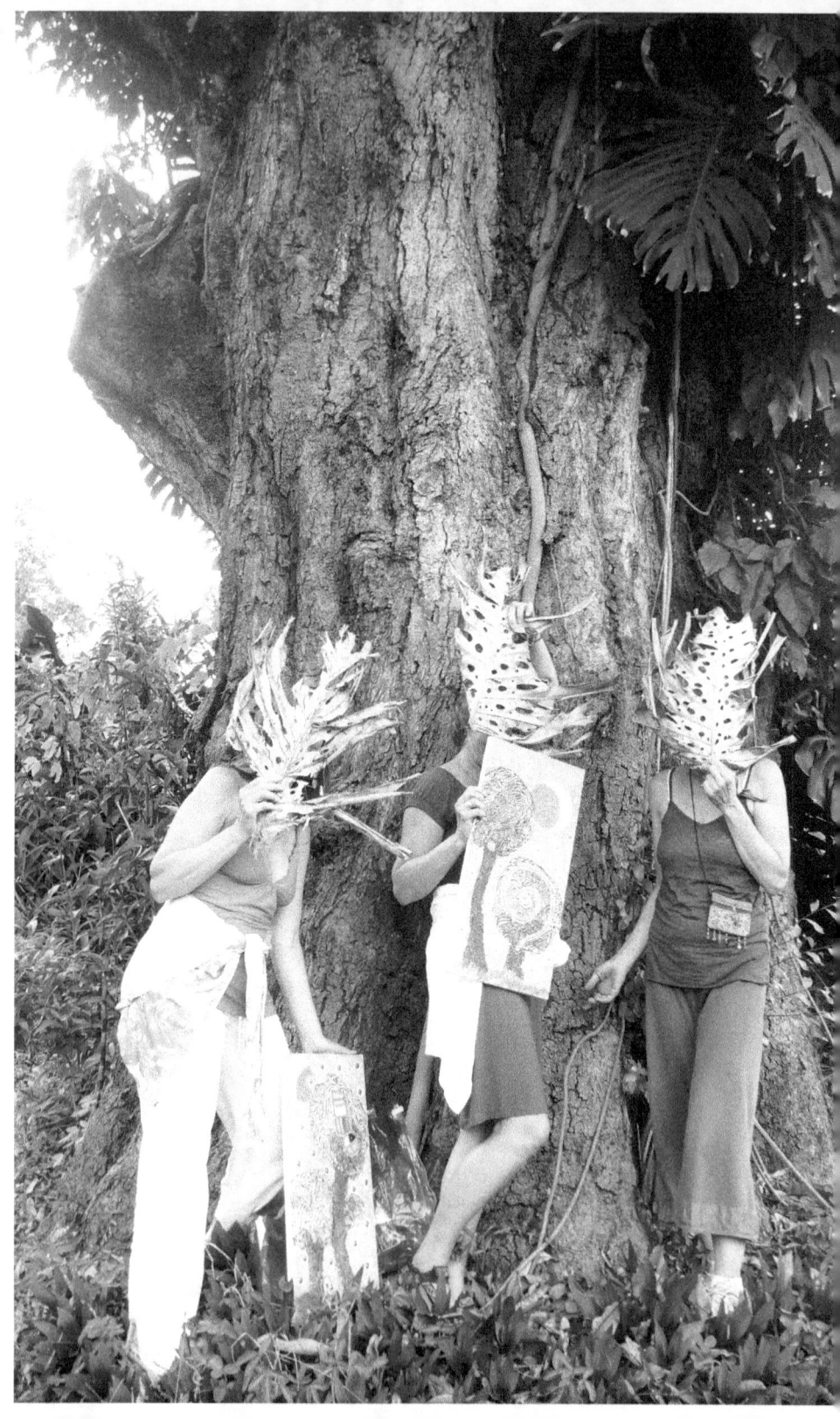

"Alleanza con il Regno di Pan"

Quando una Cabina di quadri selfici viene mantenuta "viva" dalla presenza regolare di persone che la utilizzano, la sua azione si estende oltre lo spazio fisico in cui si trovano i quadri e può fare da sostegno per operazioni che coinvolgono ambiti più vasti. Un esempio di questo è l'iniziativa di Orientamento Alberi, iniziata contemporaneamente in California e in Giappone nel settembre 2011, e poi diffusasi in tutto il mondo.

Durante le prime fasi di apertura della Cabina selfica in California, nel maggio 2011, i ricercatori utilizzarono anche il quadro-planchette per investigare quale potessero essere le funzioni più utili per lo straordinario strumento che era stato assemblato. Le comunicazioni dal campo di intelligenza a cui i quadri selfici danno accesso parlavano in maniera chiara e diretta dell'importanza di "nutrirsi di speranza" per avere la forza di continuare il proprio compito, e indicavano un campo definito di azione, quello della nostra relazione con la natura. I messaggi dicevano di "rendere più forte lo sforzo per comunicare con gli alberi" e "dichiarare alleanza al Regno di Pan" attraverso "più azioni di gioia".

Un programma preciso, che si riferiva a un'azione rituale intrapresa in Damanhur a partire dal 1989 per collegare gli alberi alla forza protettrice del pianeta terra, Pan, che è nuovamente presente nel nostro piano di esistenza con la sua energia, volontà e conoscenza.

Le intelligenze selfiche indicavano che era giunto il momento di invitare ogni essere umano a dare il suo contributo di volontà e presenza per ricreare una vera alleanza tra la nostra specie e il mondo vegetale. Questa operazione avrebbe preso il nome di "orientamento", perché le energie e le coscienze degli alberi sarebbero state allineate verso una direzione comune, per creare una grande matrice energetica che li mettesse completamente in comunicazione, anche dove le radici non si toccano più. Strumenti selfici adatti sarebbero serviti come mediatori tra le energie umane e quelle vegetali per permettere un reciproco riconoscimento. Falco disse che uno degli obiettivi era di creare un movimento di consapevolezza e amore verso gli alberi con il loro orientamento, facile, rituale, pacifico, comune ed universale, senza danneggiare il mondo vegetale. Gli alberi avrebbero in questo modo potuto ricreare la loro antica matrice e, a loro volta, risvegliare la coscienza umana verso una più profonda consapevolezza del mondo vegetale.

Wendy Grace racconta: «*Uno dei risultati più significativi del lavoro del nostro gruppo nella cabina di quadri selfici è stata l'apertura a un nuovo mondo di relazione con gli alberi. I messaggi che abbiamo ricevuto durante le nostre meditazioni ed esplorazioni in cabina ci hanno guidato a un lavoro profondo con la comunità, con gli alberi e la natura. Il campo di energia intorno alla nostra cabina è molto carico e sentiamo che anche la natura che la circonda è particolarmente viva. La cabina ci ha anche permesso di entrare in connessione con il campo energetico dell'enorme strumento selfico rappresentato dai Templi dell'Umanità e ci ha offerto la possibilità di collegarci e riprendere i rituali e il lavoro con gli alberi che Damanhur aveva già portato avanti per lungo tempo in Italia.*

In collegamento con le energie selfiche, abbiamo avviato un progetto che si è rapidamente diffuso dalle Hawaii al Giappone, al nord e sud America, all'Europa e in tutto il mondo. Questo lavoro con la natura alimenta un campo di energia di guarigione del pianeta. Le nostre azioni di orientamento degli alberi, per me, sono un atto che io ed altri abbiamo scelto di fare insieme agli alberi, a nome di tutta l'umanità, anche per compensare la distruzione del 95% dei grandi alberi antichi del pianeta. Distruggendo così tanto della natura, l'umanità si è allontanata anche dalla sua natura divina.

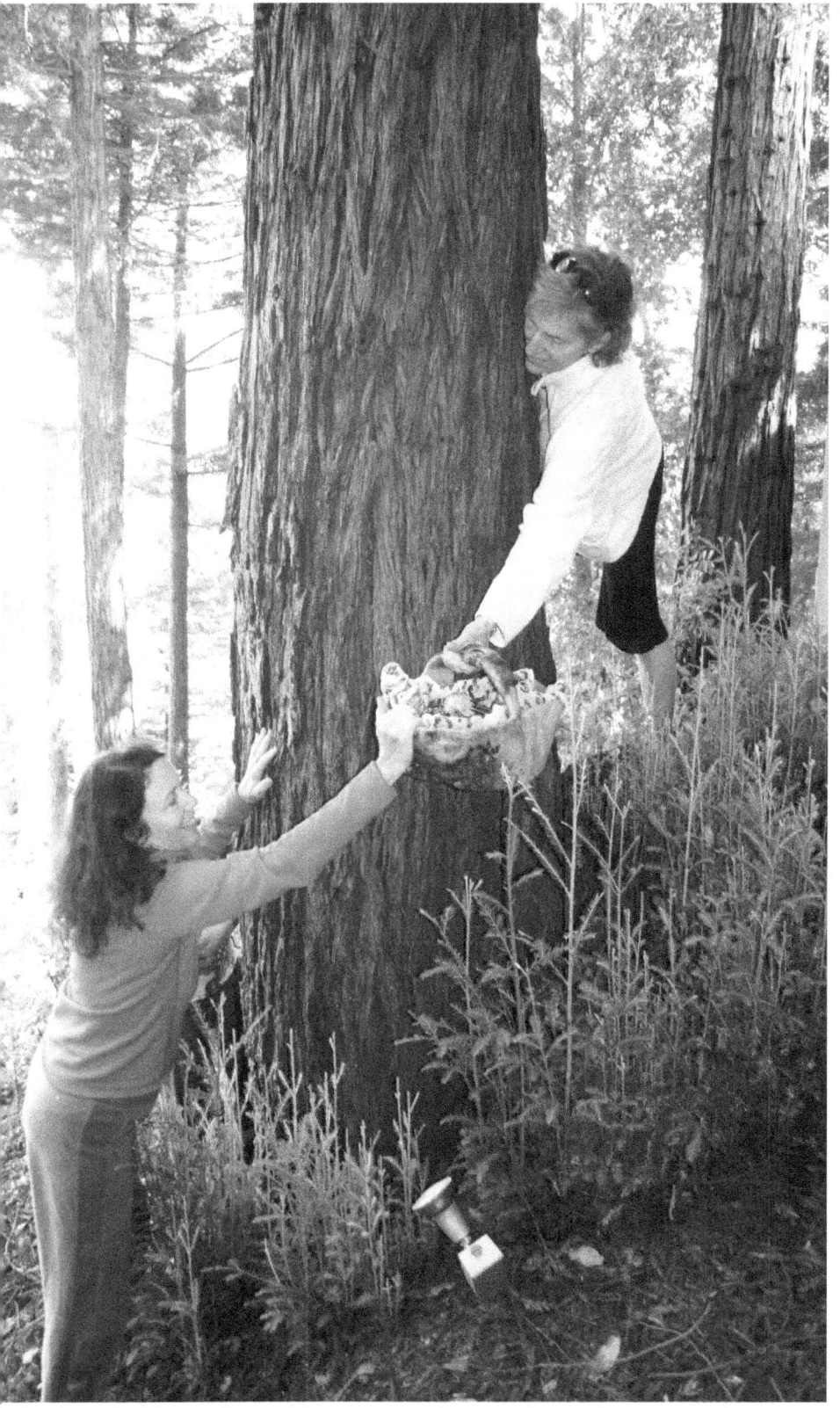

Quando giro intorno agli alberi con uno strumento selfico, in connessione con le intelligenze selfiche, sento che inizia un processo di guarigione: gli alberi tornano ad avere la funzione e l'obiettivo che conservavano per la terra già molto prima che gli esseri umani mettessero piede su questo pianeta. Nel guarire, ci aiutano a ristabilire il nostro rapporto con la natura e il contatto con i nostri ricordi in modo che possiamo essere nuovamente consapevoli di ciò che siamo nello schema cosmico. Gli alberi sono i guardiani e i facilitatori delle memorie. Potremo camminare nuovamente in un mondo dove saremo in collegati alla nostra natura divina e alla sacralità di tutto ciò che vive. Con le parole che ci sono arrivate dal quadro-planchette nella cabina selfica: "Siamo qui per scolpire una nuova architettura dell'essere, risvegliando la comunità di tutti gli esseri, e per dare potere all'amore..."»

Armonia con Tutto

Quasi in contemporanea con l'orientamento in California e Giappone, anche la foresta amazzonica è diventata parte integrante del progetto, grazie a Robert Wootton che nel dicembre 2011 ha orientato seimila alberi: «*Avevo completato la Cabina al terzo piano della struttura ottagonale nella foresta amazzonica, e posto una spirale selfica al secondo piano, proprio sotto ai dipinti: adesso tutto era a posto per iniziare l'orientamento degli alberi nella foresta... i primi due ai quali ho camminato intorno sono stati due esemplari degli alberi più importanti dell'Amazzonia: un albero di noce del Brasile e un grande samauma. Poi ho iniziato ad allontanarmi dall'edificio, muovendomi e orientando gli alberi in una grande spirale. Normalmente nella foresta non si esce dai sentieri tracciati, perché è pericoloso, ma per completare il mio compito ho dovuto camminare attraverso la foresta la maggior parte della giornata per molti giorni. Il mio obiettivo era quello di orientare seimila alberi e intorno ad ognuno dei primi trecento dovevo camminare per tre volte. Questo mi ha dato una comprensione completa di come è organizzata la foresta: è come un sistema cellulare di giganti matriarche, ognuna con un ecosistema completo intorno a sé. Quando si guarda la foresta da un sentiero si vedono linee di alberi, ma quando ci si addentra nella fitta giungla ci si rende conto che ogni matriarca supporta una famiglia, un intero ecosistema di altre piante, insetti, uccelli e animali.*

Avevo già trascorso molti mesi nella foresta nei cinque anni precedenti ma questo non lo avevo capito: era come vivere in comunità senza conoscere i miei vicini. La foresta è organizzata in modo che ogni unità si ripeta all'infinito: è lo specchio di un aspetto divino. Inoltre, anche se il sole brucia, sotto le fronde la temperatura è perfetta per gli esseri umani e si cammina in un ambiente estrema-

mente piacevole, pieno di ossigeno... ci si rende conto che tutto cerca di raggiungere la luce, ci sono piante determinate a farsi dare un passaggio da altre per salire più in alto e in cima in cima ce ne sono di quelle che hanno imparato a vivere per aria.

Non avevo mai rivolto la mia consapevolezza a tutto questo e ho sentito che le self cercavano di mostrarmi qualcosa... di sollevare un po' di piu il velo, dicendomi "Osserva la struttura di tutto". Mi è diventato evidente che, mentre percepiamo, siamo anche trasmettitori, e non solo ricevitori, e dobbiamo imparare a ricevere un po' di più in modo da non trasmettere solo il rumore che abbiamo dentro.

La Selfica mi ha reintrodotto alla magia del regno vegetale e degli spiriti della natura, e al fatto che intorno a noi ci sono esseri su molti livelli di frequenza che comunicano con noi, che ci illuminano, che cercano di aprirci gli occhi in modo che ci rendiamo conto di quello che già c'è. Ad un certo punto della nostra storia umana ab-

biamo fatto parte di questa comunità sotto gli alberi... adesso abbiamo perso il collegamento con la natura, dalla quale ci siamo evoluti, e andiamo in città distruggendo la foresta per ricrearla con acciaio e cemento. Dobbiamo ricollegarci... per essere in Armonia con Tutto.»

Un patto antico come la vita

Questa gioiosa azione rituale collettiva di orientamento per unire i mondi e fare la pace tra gli umani e l'"alberità" serve a riaprire un canale di comunicazione con uno dei regni fondamentali del nostro pianeta. La connessione con questo mondo è stata distrutta dalla nostra specie, non soltanto attraverso la distruzione della maggior parte delle foreste del pianeta, ma anche attraverso la perdita di consapevolezza verso il mondo vegetale, che spesso viene considerato alla stregua degli oggetti inanimati. Avere tolto la vita e la dignità spirituale alla natura ha privato anche noi umani di un'importante parte della nostra anima[2].

2. Secondo la tradizione esoterica il mondo nel quale viviamo sarebbe stato oggetto in un lontano passato di un evento particolare - sulle cui cause ci sono diverse teorie - che ha determinato la sua divisione: da un sistema primario unitario e integrato si sarebbero originati tre differenti mondi, quello umano, quello degli spiriti di natura e quello vegetale. Sono questi i "Mondi Madre", sui quali la scintilla divina è ospitata rispettivamente dagli esseri umani, dagli spiriti di natura e dalle creature vegetali. Pur provenendo da un'unica matrice, a seguito di questa divisione, queste dimensioni non sono più in contatto diretto, anche se ci può essere un collegamento indiretto attraverso quelli che sono definiti "Mondi Eco". Tra queste tre differenti realtà, infatti, si possono sviluppare una serie di sfumature intermedie che possono contenere caratteristiche derivanti da più di uno di questi mondi.
Un'antica teoria riportata da un allievo del filosofo greco Cleombroto sostiene che questi mondi sarebbero disposti ai vertici di un triangolo equilatero, sui rispettivi lati prenderebbero forma i vari mondi eco possibili, in numero di sessanta per lato. La divisione dei mondi non è una condizione estesa a tutto quanto l'universo, ma ha dei confini più delimitati, non definiti però in modo preciso. In alcuni antichi miti si parla, infatti, di un'epoca nella quale tutte le creature appartenenti a questi tre mondi convivevano in pace e armonia nella stessa realtà. Gli spiriti di natura in questa fase della storia umana non erano delle entità immaginarie come spesso si pensa oggi, ma erano esseri fisici esattamente come noi. Le creature vegetali, oggi esistenti solamente nel loro specifico mondo, avevano facoltà molto diverse da quelle attuali degli alberi e delle piante. La divisione, dovuta forse ad un evento

Ricostruire questa relazione è un tassello indispensabile per il risveglio della specie umana perché dimostrerebbe che siamo ancora degni di portare la scintilla divina.

L'orientamento degli alberi a oggi ha coinvolto migliaia di persone e oltre centocinquanta di milioni di alberi in tutti i continenti. Alberi con le radici nell'acqua hanno permesso di estendere questa operazione anche alla flora sottomarina. Raggiunta una massa sufficiente di piante orientate in un solo luogo, gli alberi continuano da soli a lanciare il segnale e a collegarsi uno all'altro. In Giappone, dove i membri del centro Damanhur sono stati particolarmente attivi su questo importante obiettivo, al momento di andare in stampa sono stati orientati circa venti milioni di alberi.

La grandezza del progetto, nel quale questa nuova alleanza tra la specie umana e quella vegetale è il primo passo per poterci collegare a un più grande disegno stellare per l'umanità, è stata illustrata da Falco stesso attraverso una serie di quadri dedicati a questa operazione, dipinti tra gennaio e aprile 2012.

naturale o anche ad un intervento di forze esterne, ha creato una situazione che non permette la divinizzazione della materia, che può avvenire solamente in una realtà completa e unitaria.

Una diversa teoria sostiene invece che l'epoca d'oro non appartiene al passato, ma rappresenterebbe invece il futuro che la nostra specie, e le specie degli altri due mondi, incontreranno nel momento nel quale il processo di formazione dell'universo sarà finalmente completo.

Tratto da: *"Fisica Esoterica", a cura di Coyote Cardo, Edizioni della Scuola di Meditazione di Damanhur, Diffusione ad uso interno, ottobre 2009.*

Mi ha sempre colpito come questo tema sia trattato con profondità e poesia nel "Signore degli Anelli". Gli Elfi scelgono l'esilio dalla nostra dimensione troppo decaduta e quelli che restano sono destinati a svanire, a invecchiare e morire come gli uomini. Gli Ent, creature-alberi, sono antichissimi esseri senzienti creati per proteggere gli alberi stessi dal poco rispetto degli umani. Gli Ent parlano, si muovono e scelgono di entrare in guerra a fianco degli uomini, ma nonostante la vittoria la loro presenza sulla terra è destinata a spegnersi. Grazie a J.R.R. Tolkien gli echi di questa antica e dolorosa separazione tra i mondi hanno toccato il cuore di milioni di persone e forse risvegliato un poco un'antica memoria.

Guido verso una antica alleanza, oriento, scelgo,
bilancio forze umane e vegetali...

Oriento le umane menti, potenti,
verso il loro naturale, dimenticato compito:
l'armonia del tutto, dell'insieme vivente
che passa attraverso il consenso delle specie verdi...

Guido i pensieri e le emozioni, i sogni,
verso la missione che la specie umana deve realizzare,
una nuova alleanza, un rito celeste
verso le piante viventi del mondo condiviso...

Il sogno celeste di riconnettere il mondo vegetale a quello umano,
consapevole, desta forze coscienti, capaci di liberare,
riunire il pianeta al tutto divino...
per un segnale cosmico che riconduca uomini e piante
su di un sentiero comune planetario,
felice, consapevole ed evoluto...

Guido, oriento forze vegetali verso i cieli...
Portando vibrazioni magiche, temporali,
sostengo patti antichi come la vita,
alitando soffi solstiziali di storia e di sapienza, scambiando...

Guido la mente umana verso l'accordo
con tutte le erbe del mondo per giungere lassù fino alle stelle...

Oriento il mondo vegetale, boschi, prati e radure,
territori viventi da riportare alla alleanza
con gli umani consapevoli,
capaci di amore verso il tutto, i cieli immensi...

Una danza celeste, viva, per legare
ed unire antiche fraternità
tra umani e piante,
con alleanze fatte per raggiungere anime e stelle...

Non ci sono cieli più luminosi
di quelli accesi dalla consapevolezza delle piante,
vivi di cambiamenti, di scoperte e di speranze,
orientati dal magico sapere umano...

Strade di luce dai bagliori sottili, codificati,
portatori di sapere, di formule per aprire i cieli,
riaccendere fiaccole stellari, parlare ancora con l'universo...

Accesi dalla luna, gli alberi avviano una canzone,
principiano una danza antica di milioni di anni...
ora il canto diviene corale,
orientano con gli umani consapevoli....

Connessioni, incontri, appuntamenti stellari,
per riscoprire il mistero, il dimenticato, l'eterno conquistato,
tramite un concerto di foreste felici...

L'insieme di vite diverse permette il raggiungimento
di obiettivi comuni straordinari.
Il rituale vivente guida menti, forze, specie
verso l'intera galassia, orientando l'universo...

Pulsanti come le stelle,
le piante più sagge osservano senza commentare:
gli umani passeranno, oppure, guidati,
uniti al mondo con noi, avranno le stelle...

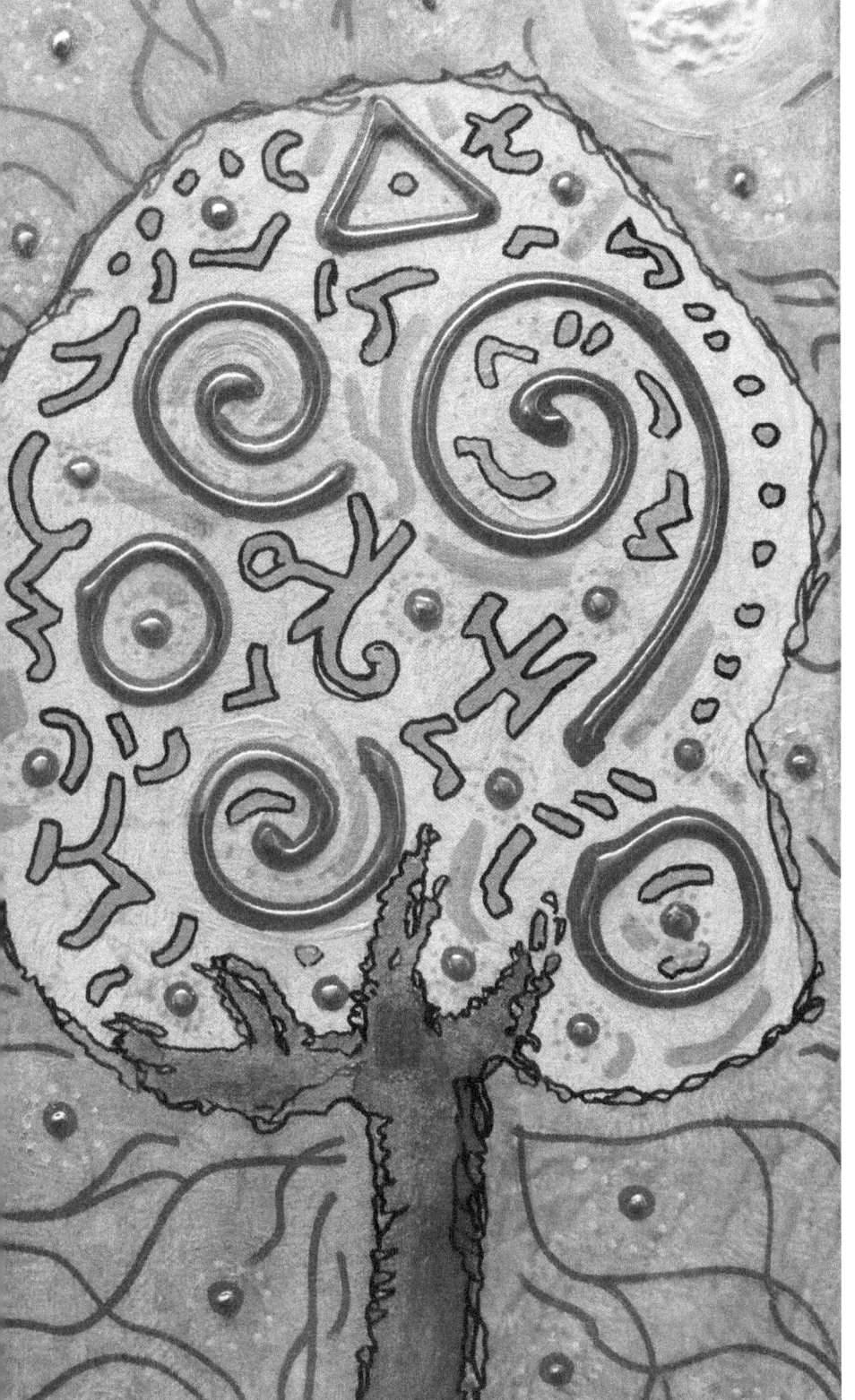

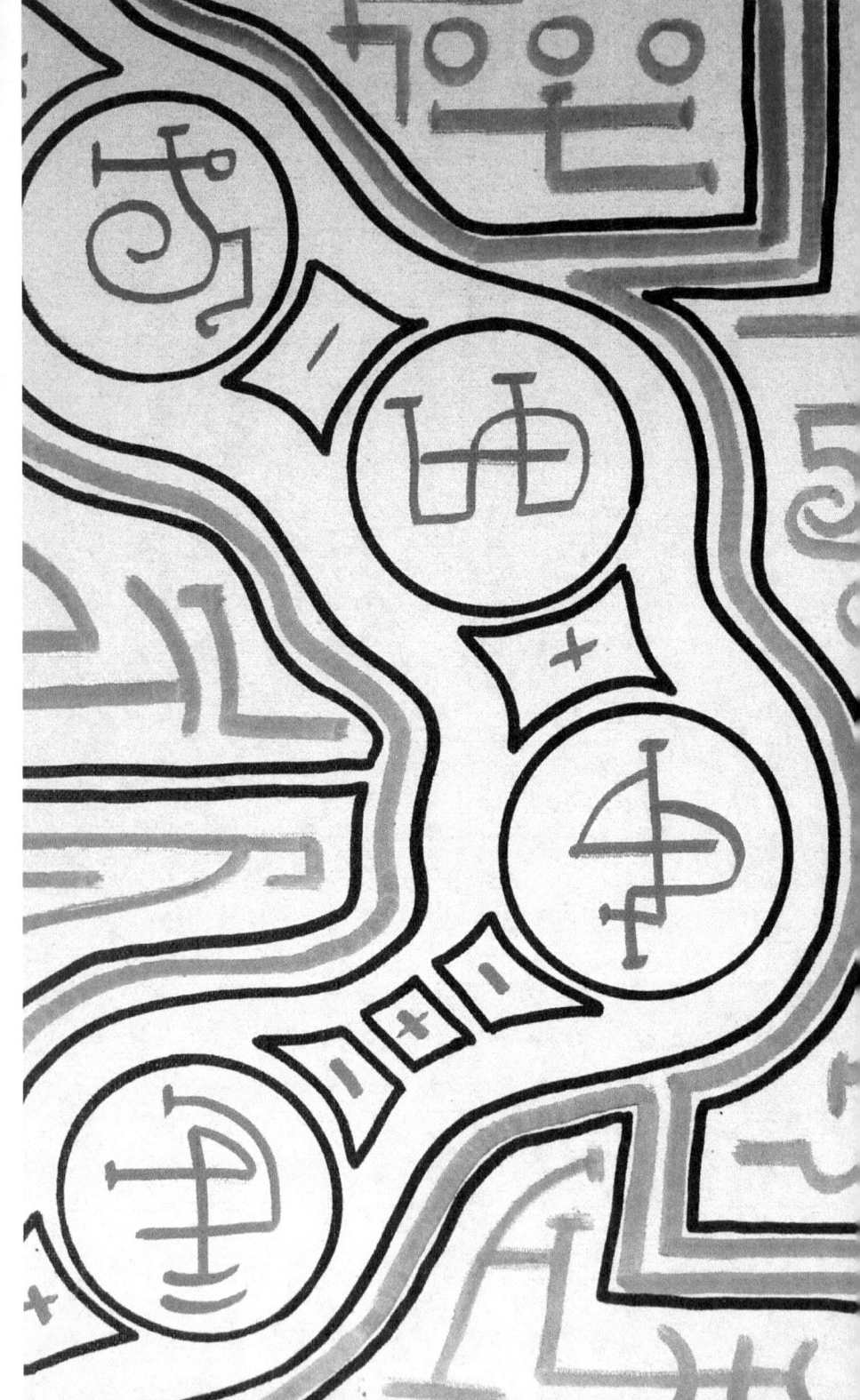

Appendice

LE SELF
Galleria di foto
e funzioni

Le esperienze descritte in questo libro sono avvenute prinipalmente durante momenti di ricerca e seminari, ma il rapporto con le self è anche un rapporto quotidiano, uno scambio attraverso le strutture selfiche che ogni giorno vengono indossate, tenute in casa, alle pareti, in auto. Negli anni, migliaia di persone hanno acquistato o regalato una self e oggi ci sono self in tutti i continenti.

Naturalmente, con tutte queste self è possibile entrare in contatto, sviluppare un canale di comunicazione onirico, intuitivo, telepatico fino a creare un dialogo. Le self rispondono sempre a un approccio non puramente funzionale: vale la pena di provare, seguendo la propria inclinazione. Il senso generale della ricerca è l'apertura di nuovi spazi nella mente, nel cuore e nelle relazioni: con se stessi, con gli altri, con la vita in tutte le sue manifestazioni.

Le self attualmente a disposizione del pubblico sono circa cinquanta. Le strutture che presentano microcircuiti possono anche essere preparate per svolgere specifiche funzioni su richiesta della persona che le utilizzerà.

Il laboratorio SelEt, nel quale queste self vengono prodotte e realizzate si si trova presso il Centro Damanhur Crea, nel paese di Vidracco (TO). Tutte le self sono anche disponibili on line su: www.sel-et.com, info@sel-et.com.

Le self realizzate in oro e argento sono invece in vendita nel laboratorio orafo OroCrea, anch'esso all'interno del Centro Damanhur Crea, nel paese di Vidracco (TO). Molte creazioni sono disponibili on-line su: www.orocrea.com.

Qui di seguito sono illustrate alcune delle Self disponibili.
Per consultare l'intero catalogo: www.sel-et.com

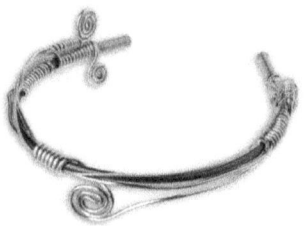

Bracciale per il benessere fisico che offre un sostegno completo al corpo, combinando quattro differenti funzioni: il rafforzamento del campo vitale; la protezione da radioattività, campi magnetici, dei computer e dei cellulari; la trasformazione delle frequenze di energie che creano interferenze distruttive e il rafforzamento del sistema immunitario.

Bracciale per l'armonia della sfera psichica ed emozionale della persona, combinando tre funzioni importanti: l'armonizzazione delle personalità, l'equilibrio della sensibilità e il collegamento tra la mente e il cuore.

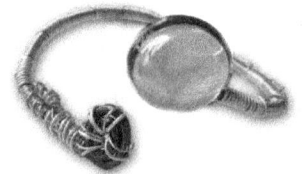

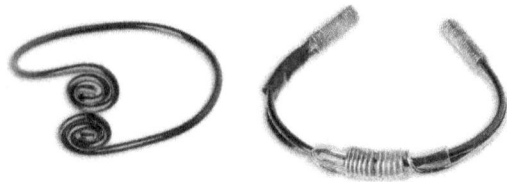

Bracciali per bambini e ragazzi per sostenere il loro campo energetico, dalla nascita ai 6 anni e tra i 7 e i 12 anni, in modo che la loro crescita sia armoniosa.

Bracciale per l'ispirazione creativa che accorda le differenti parti psichiche di chi la indossa, affinché l'ispirazione possa liberamente emergere. Può avere un'azione d'ispirazione generale o, con un apposito circuito ad inchiostro, essere programmato per un settore specifico, ampliando e potenziando talenti già presenti nella persona.

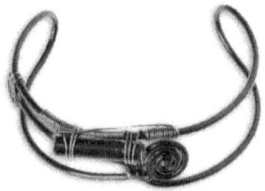

Bracciale per il recupero di energia vitale durante il sonno che rende il riposo più profondo in modo che siano sufficienti quattro o cinque ore di sonno per sentirsi ricaricati. Molto efficace nei casi di stanchezza cronica e di superlavoro. Si porta al braccio, mentre si dorme, per un massimo di due o tre notti alla settimana.

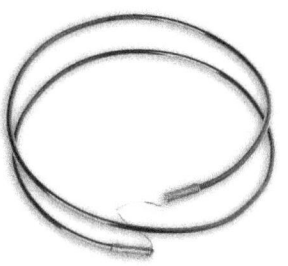

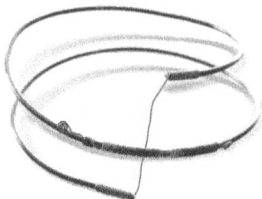

Bracciale per aiutare a conciliare il sonno in caso di insonnia. La sua azione ha la massima efficacia quando viene indossato la sera qualche tempo prima di andare a coricarsi, ma è utile metterlo anche quando ci si sveglia e non ci si riesce più ad assopire.

Bracciale anti-stress per intervenire positivamente sull'umore, permettendo di equilibrare gli stati ansiosi e di alleviare i problemi ad essi collegati. Deve essere indossato per due ore al giorno.

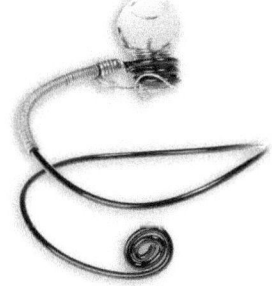

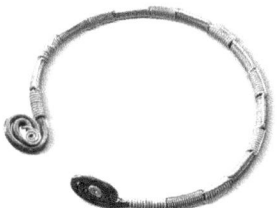

Bracciale per le relazioni armoniose, innazitutto con se stessi e di conseguenza anche con gli altri. Aumenta l'autostima, il piacersi, l'accettarsi come persona. "Ammorbisce" e armonizza l'aura e facilita l'approccio con gli altri.

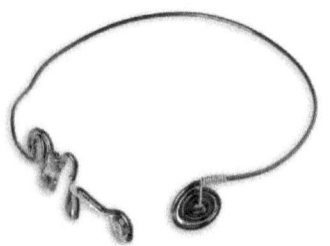

Collare per dolori cervicali che concentra la sua azione nella zona compresa fra la nuca e le scapole, producendo in breve tempo un effetto analgesico generale. Va indossata al manifestarsi del dolore, con le spire sul retro, a contatto della nuca, e tolta non appena il dolore scompare.

Self per alleviare dolori muscolari, tensioni al collo, alle spalle e in ogni parte del corpo. Si massaggia delicatamente la parte dolente con la sfera, ruotandola per tre minuti in senso antiorario. L'azione può essere ripetuta quotidianamente fino al massimo di quattro trattamenti al giorno.

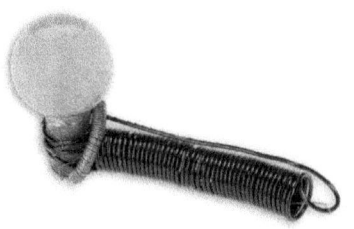

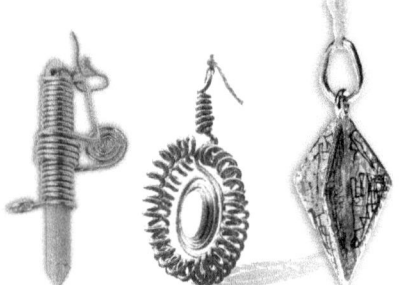

Pendolini per ricerche radioestesiche. Grazie alla parte selfica, questi pendoli raggiungono un grande livello di sintonia con l'operatore, filtrando eventuali aspettative che possono influenzare le risposte.
Quello al centro, inoltre, facilita il contatto con il mondo vegetale.
Il terzo è in oro con microcircuiti e permette esplorazioni complesse e altamente specializzate.

Pennoself: complessa struttura selfica applicata su una penna. Aiuta a riordinare e a dar forma alle idee, a ricevere risposte in tutti i campi per sé e per gli altri, facilita gli aspetti medianici e la telescrittura. La pennoself viene preparata con un'apposita attivazione per la persona che la utilizzerà. La struttura selfica può essere anche applicata a penne a scelta dell'utilizzatore.

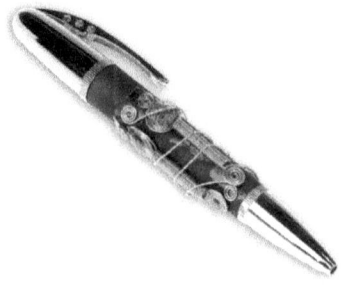

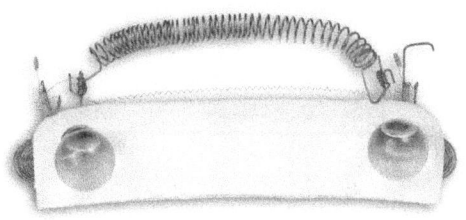

Self per guidare i sogni. Fa emergere quelli più adatti al momento e ne facilita la comprensione. Può essere preparata con programmi aggiuntivi personalizzati, anche per il ringiovanimento cellulare durante il sonno, o come ausilio nel trattamento di forme depressive.

Self per diffondere l'effetto benefico della vibrazione luminosa nell'ambiente per un raggio di circa 12 metri. Consigliata nei luoghi di lavoro e nelle abitazioni per il suo effetto energetico, dinamico e rivitalizzante.

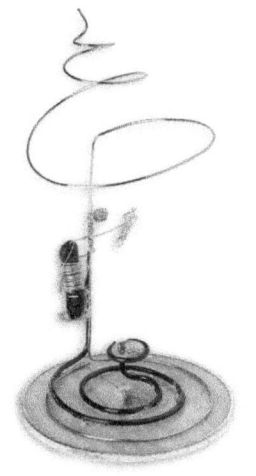

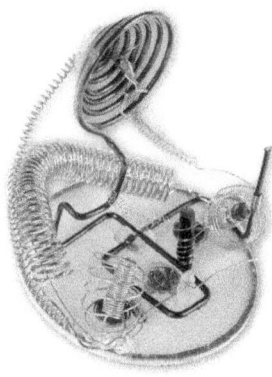

Trasformatore d'ambiente che armonizza, trasforma ed energizza gli ambienti dal punto di vista delle energie presenti. Viene preparato sulla frequenza di una persona, e dà all'ambiente il "colore" di quella persona. Molto indicato per terapeuti, body workers, guaritori e pranoterapeuti, per consulenti e counceler, e in tutti i casi in cui la propria impronta energetica è un'importante parte della propria professione. Utile anche come 'scaricatore' portatile per gli ambienti in cui si opera.

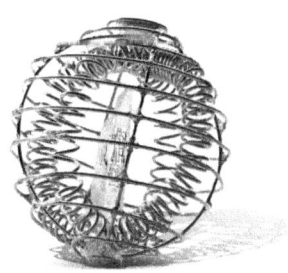

Sfera da meditazione da tenere in mano. Migliora il focus del pensiero, verso la meditazione scelta.

Damanhur, Federazione di Comunità

Damanhur è una federazione di comunità nel Nord del Piemonte, tra Torino e Aosta, basata sulla ricerca spirituale e la sua applicazione come modello di vita. Vi risiedono poco meno di un migliaio di persone, che compongono una società multilingue, aperta allo scambio con il territorio e con le realtà in esso presenti. Fondatore e guida spirituale di Damanhur è Oberto Airaudi (1950-2013) – detto Falco, secondo l'uso damanhuriano di adottare nomi di animali – filosofo, guaritore, scrittore e pittore, attivo nell'ambito della ricerca nel campo del benessere, dell'arte e delle nuove scienze.

Fondata nel 1975, Damanhur è un'esperienza di esplorazione dei valori profondi dell'esistenza, condotta attraverso l'azione pratica e la ricerca in ogni ambito di vita: i damanhuriani hanno infatti creato iniziative nel campo del lavoro, della politica, dell'ecologia, del volontariato, dell'arte e in tanti altri.

La realizzazione per la quale Damanhur è maggiormente conosciuta sono i Templi dell'Umanità. Si tratta di una serie di sale, collegate da corridoi e dedicate ognuna a un significato diverso – Acqua, Terra, Metalli, Ecosistema spirituale... – completamente scavata all'interno della montagna e decorate con statue, pitture, mosaici, portali e opere d'arte di ispirazione multiforme.

Centri, associazioni, recapiti damanhuriani si trovano in numerose città italiane ed europee e nel mondo.

È possibile conoscere Damanhur su internet, in libreria, nelle conferenze e nei corsi proposti dai damanhuriani, e naturalmente visitandola di persona, con soggiorni di poche ore o di più giorni, nelle apposite strutture presenti nelle comunità.

Via Pramarzo, 3 - 10080 Baldissero C.se (TO)
www.damanhur.info